木村きこり

統合失調症日記 2冊目

大学は出たけれど

ぶんか社

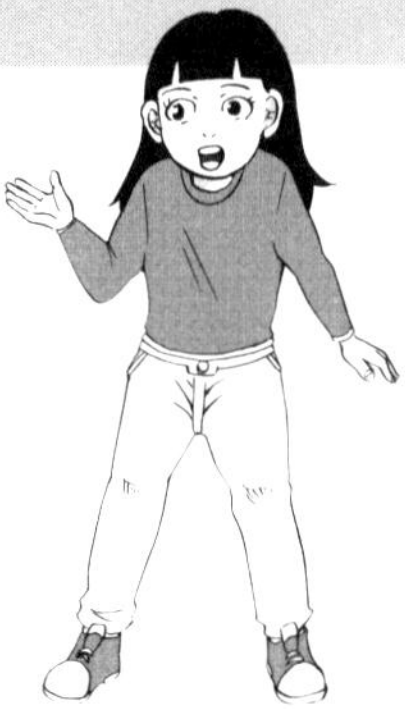

「これまでの私の歩みです」

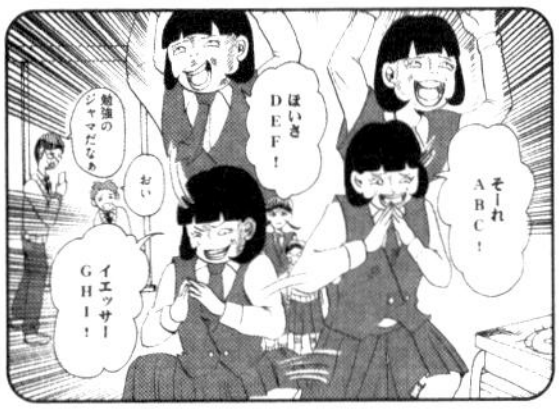

2008　高校３年生。病気がおそらく発症しはじめ、奇行が目立つ。

2009　東京藝術大学を受験するが、落ちて浪人生活開始。

2010　２浪目。

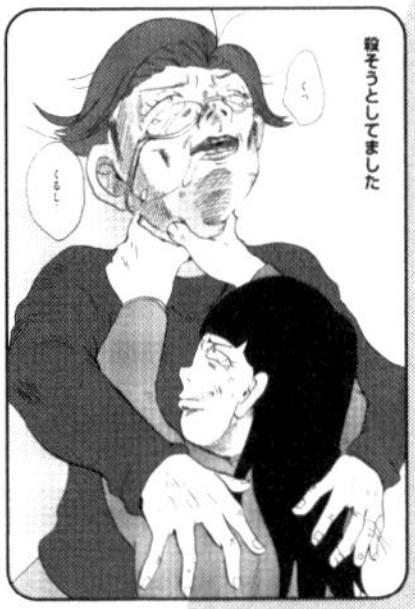

2011　３浪目。

2012　４浪目。 酔った母を殺しかける。

初めて精神科を受診。「統合失調症」と判断される。

2013　多摩美術大学（夜間部）入学。

2014　TAMA ART COMPETITION　2014で準大賞を受賞。

TURNER AWARD 2014で優秀賞受賞。

主治医が年齢と体力的な問題でリタイアし、
べつのクリニックを紹介される。

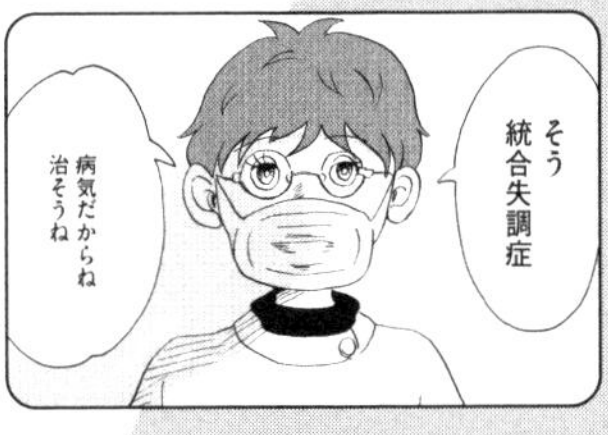

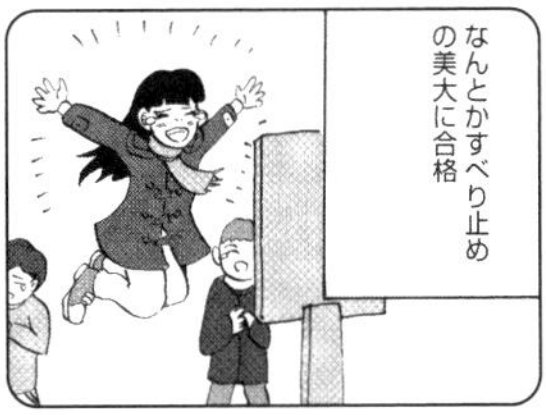

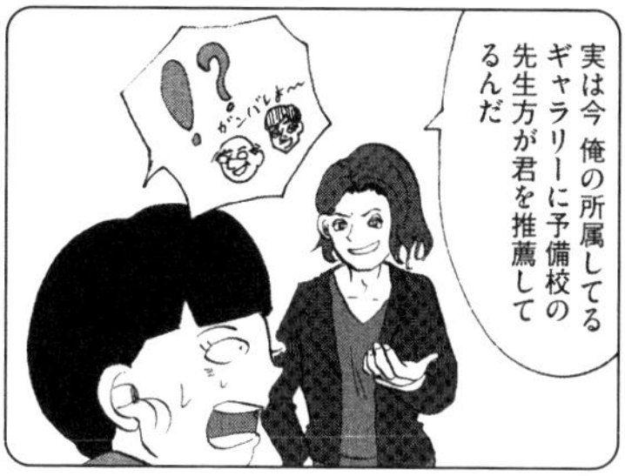

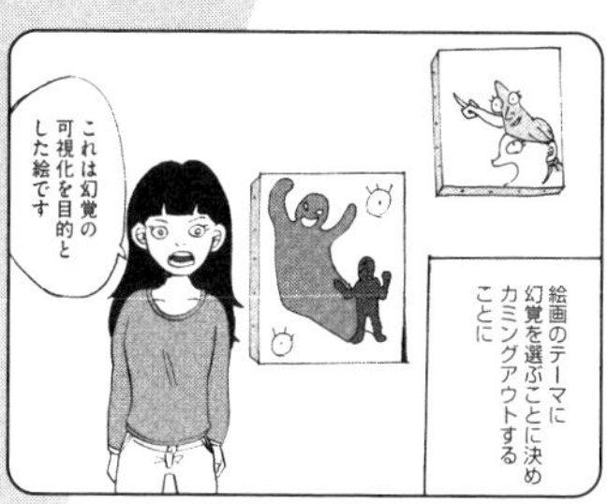

2015 多摩美術大学（昼間部）に転学。

ギャラリーに所属が決定する。

2016 汐留ストリートフェスティバル2016 SUMMERで仲間とライブペイントをしグランプリを受賞。

新しいクリニックと相性が悪いため、大学の臨床心理士さんに紹介されたドクターSの病院を受診。

2018 多摩美術大学を卒業。卒業作品が優秀賞を受賞。

『統合失調症日記』発売。

2019 所属していたギャラリーをやめ、フリーで個展などをするようになる。

2020 『統合失調症日記　2冊目　大学は出たけれど』　発売。

統合失調症日記 2冊目

大学は出たけれど

もくじ

005 chapter.1
私は統合失調症

011 chapter.2
犬がいる！

023 chapter.3
薬と私

035 chapter.4
幻聴の話

049 chapter.5
家族のこと　その1

061 chapter.6
家族のこと　その2

077 chapter.7
夢うつつ

089 chapter.8
必要とされないもの

103 chapter.9
真夏の夜の幻視

115 chapter.10
SNSとの関わり

127 あとがき

精神科医へのQ&A

①
統合失調症患者の就職
047

②
障害者手帳について
075

きこりのつぶやき
074、101

※本作は著者の体験をもとに描いたものであり、出てくる症状は統合失調症の患者さんすべてに当てはまるわけではありません。ご了承ください。

Chapter.1 私は統合失調症

① 幻聴《げんちょう》

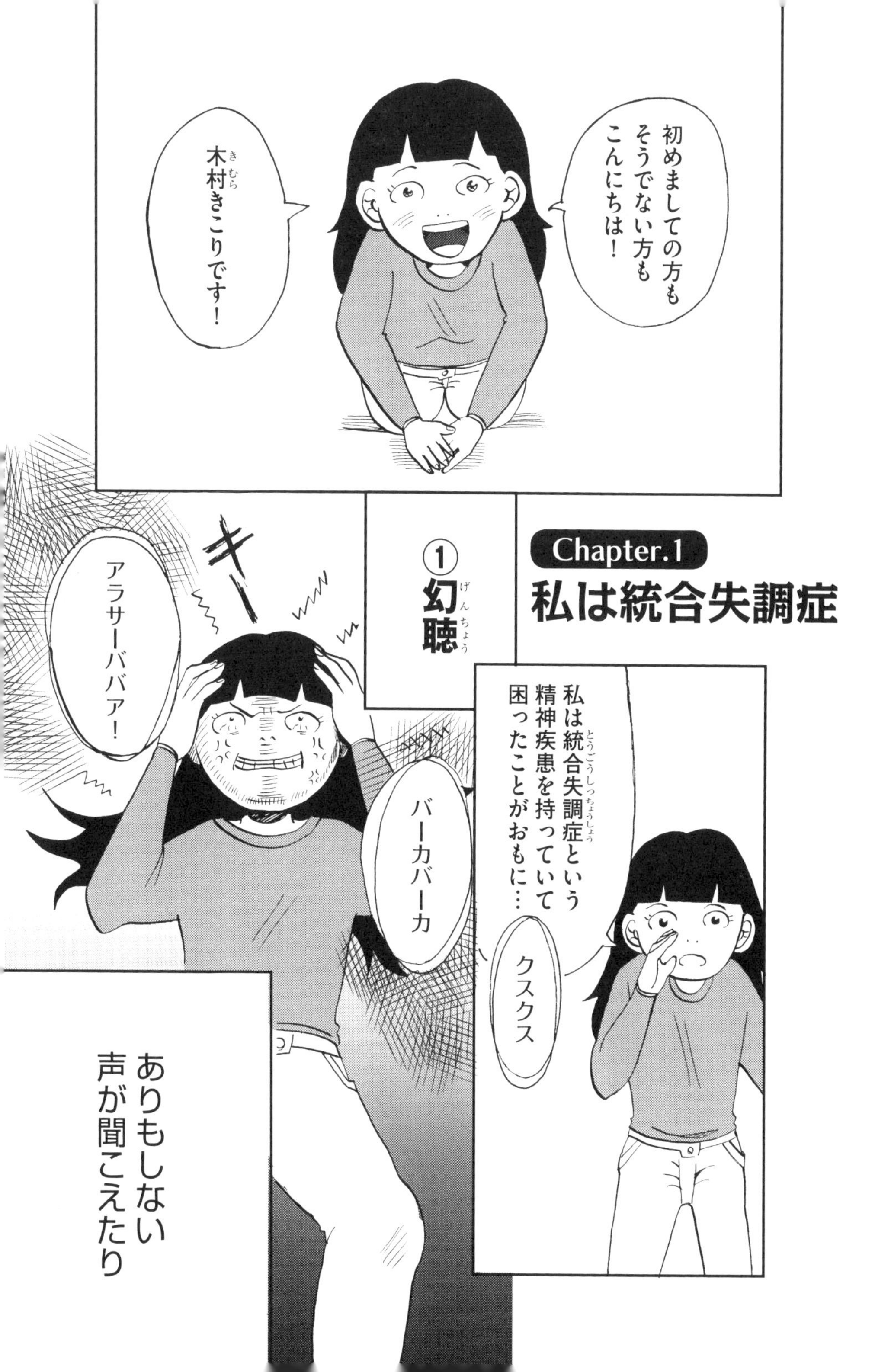

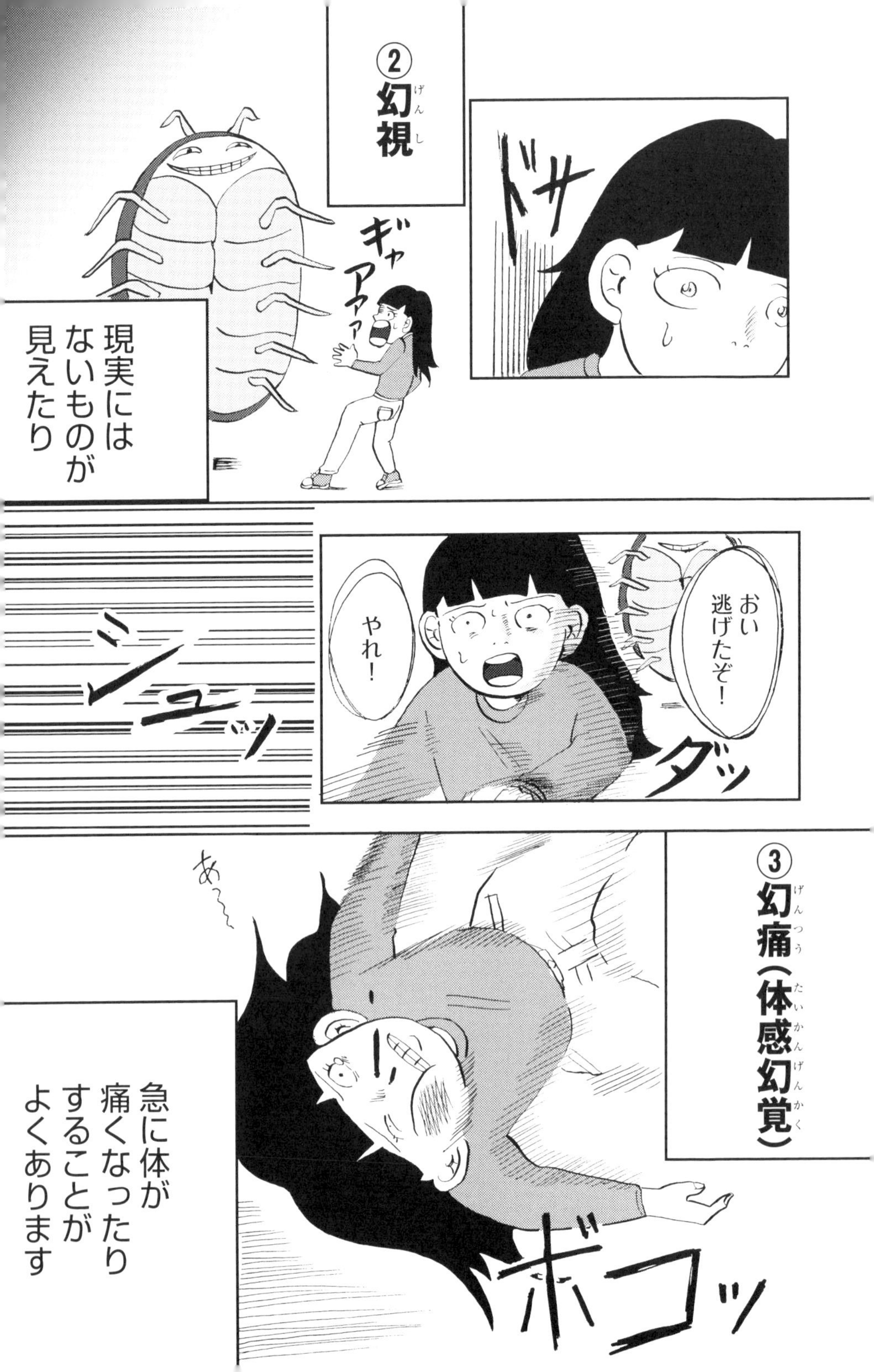

②幻視《げんし》
ドサ
ギャアァァ
現実には
ないものが
見えたり
おい
逃げたぞ!
やれ!
ダッ
シュッ
③幻痛《げんつう》(体感幻覚《たいかんげんかく》)
あ〜〜
ボコッ
急に体が
痛くなったり
することが
よくあります

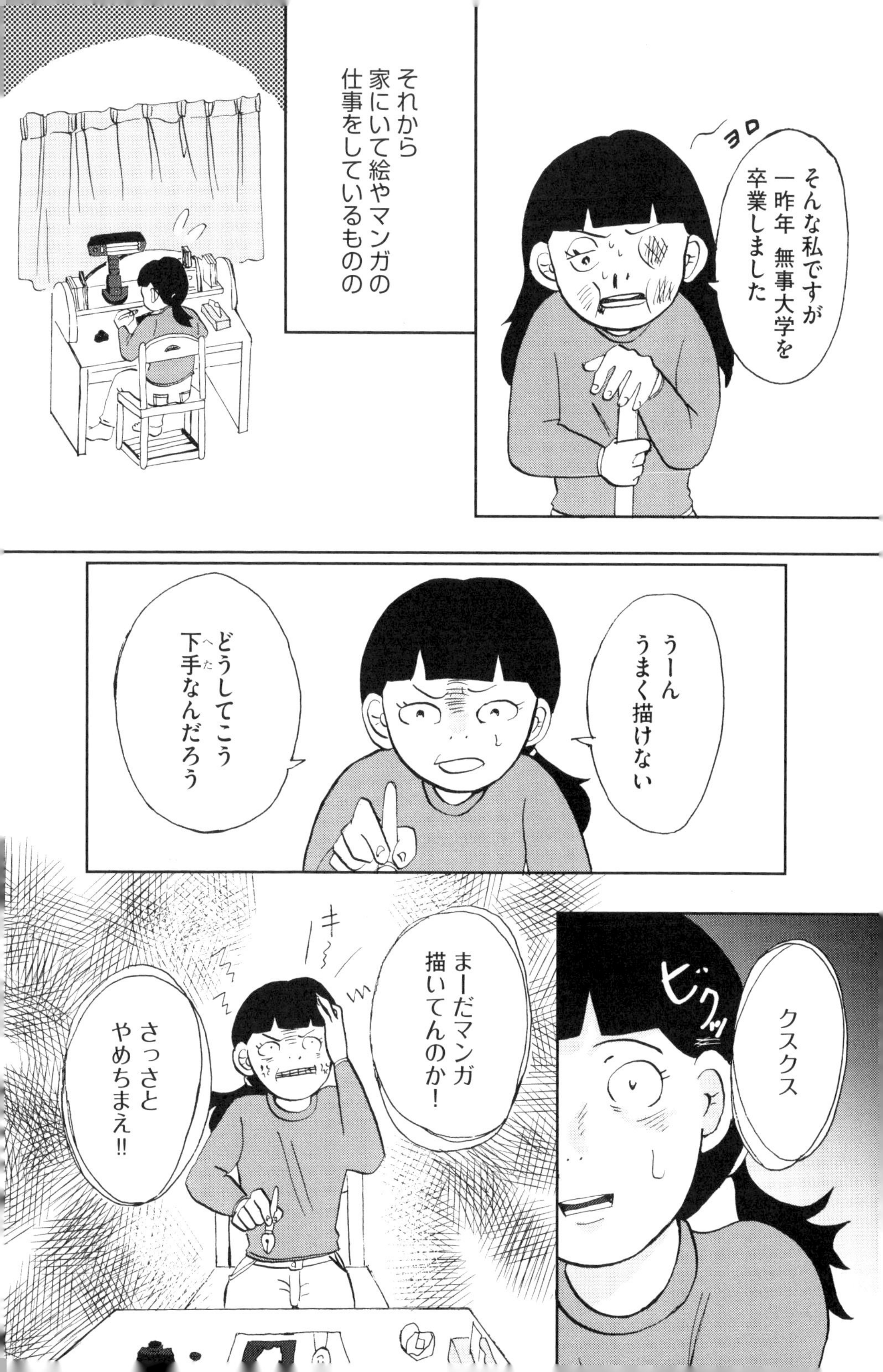
ヨロ
そんな私ですが 一昨年 無事大学を 卒業しました
それから 家にいて絵やマンガの 仕事をしているものの
うーん うまく描けない
どうしてこう 下手《へた》なんだろう
ビクッ
クスクス
まーだマンガ 描いてんのか!
さっさと やめちまえ!!

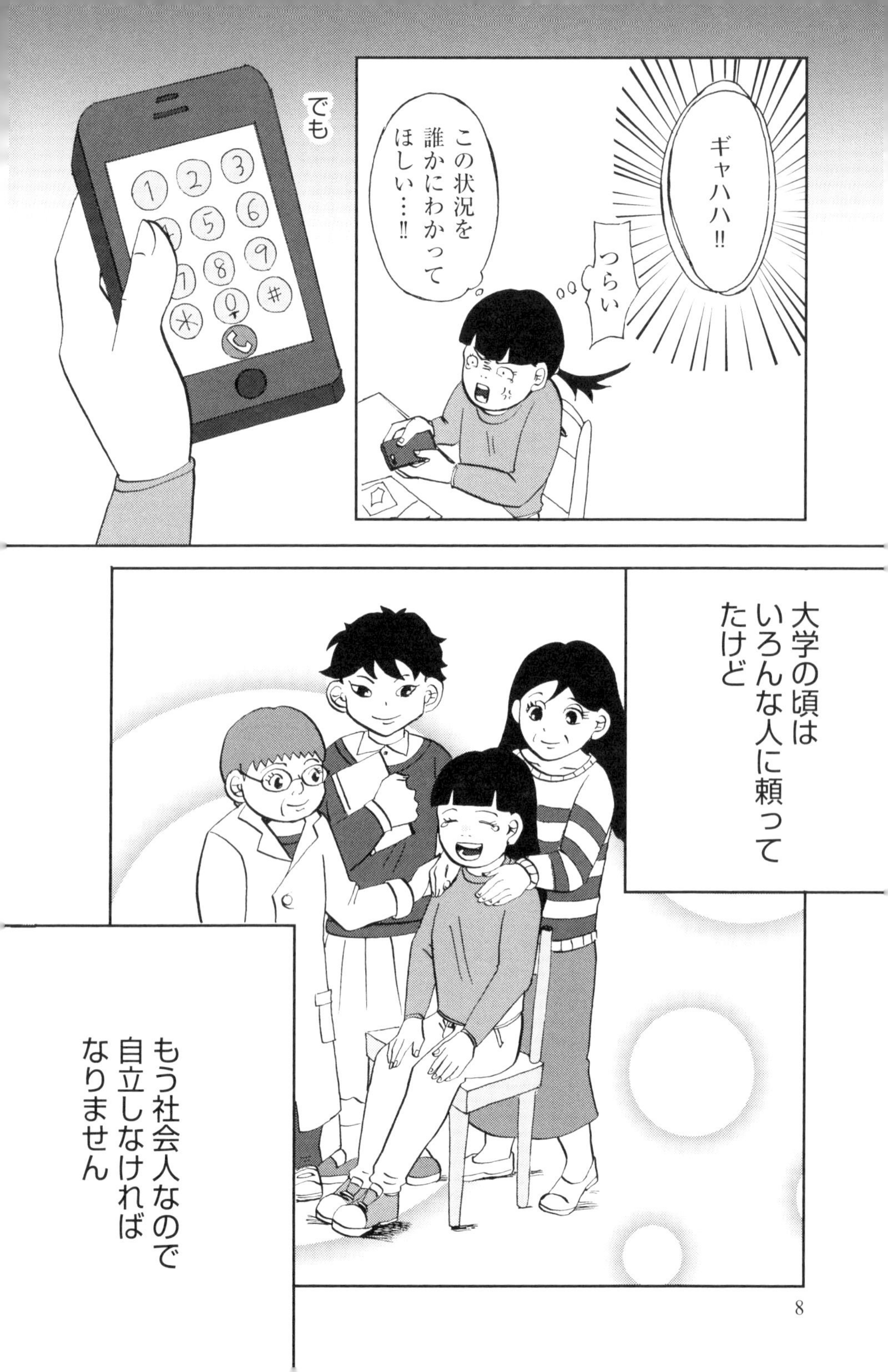
ギャハハ!!
つらい
この状況を誰かにわかってほしい…!!
でも
大学の頃はいろんな人に頼ってたけど
もう社会人なので自立しなければなりません

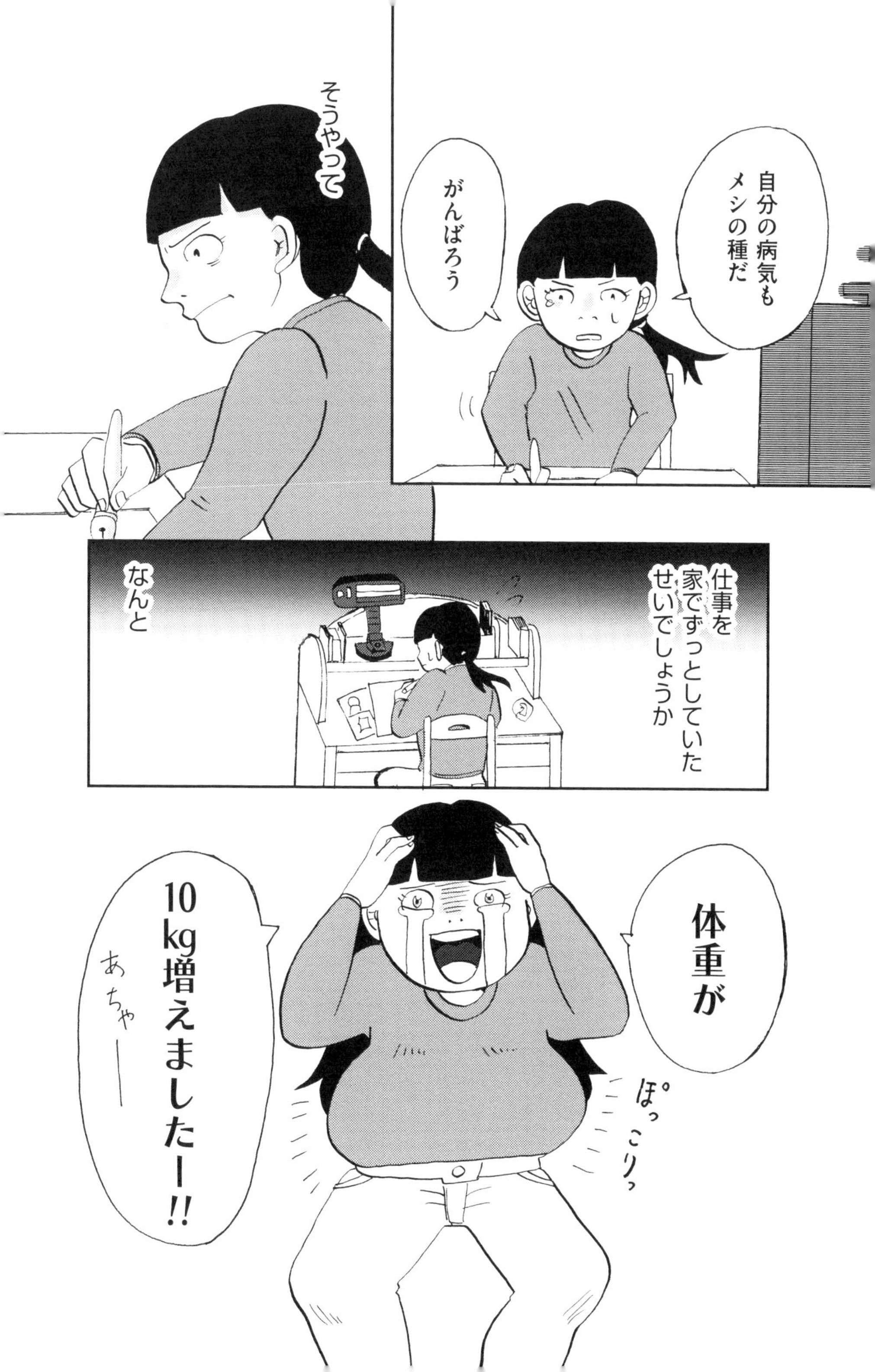
自分の病気もメシの種だ
がんばろう
そうやって
仕事を家でずっとしていたせいでしょうか
なんと
体重が
ぽっこりっ
10kg増えましたー!!
あちゃ——

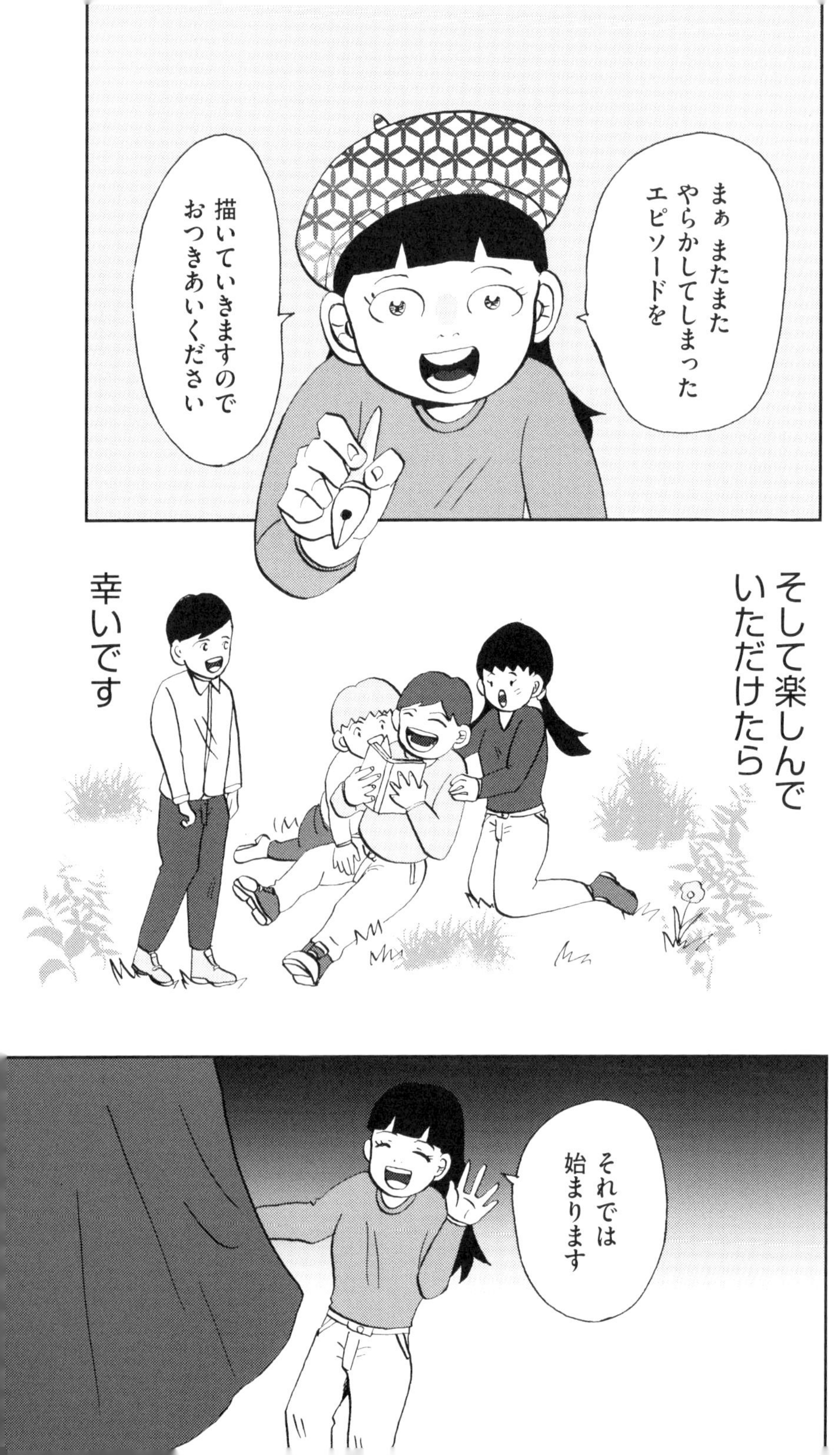
まぁ またまた やらかしてしまった エピソードを
描いていきますので おつきあいください
そして楽しんで いただけたら 幸いです
それでは 始まります

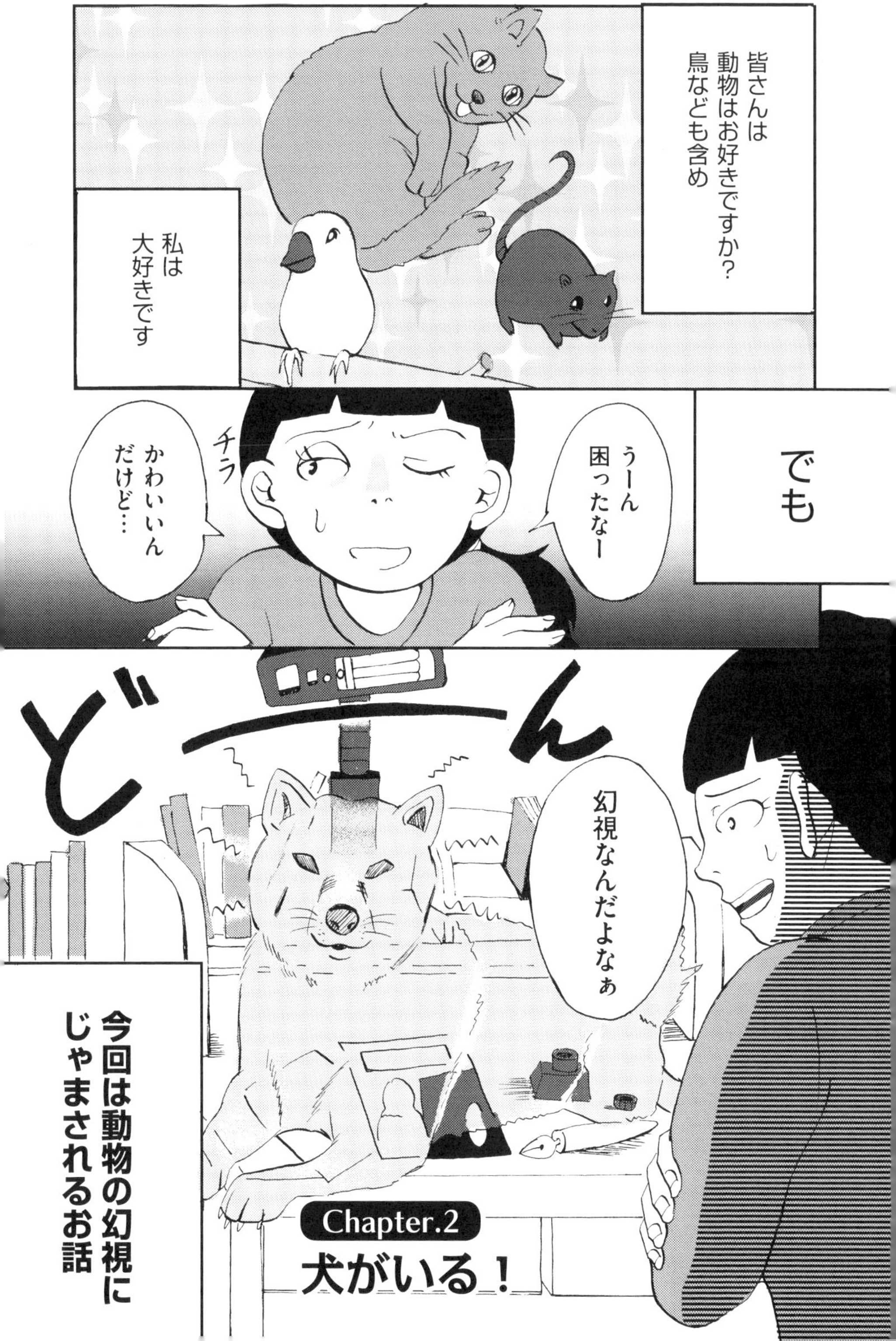
皆さんは動物はお好きですか？鳥なども含め
私は大好きです
でも
うーん困ったなー
チラ
かわいいんだけど…
どーん
幻視なんだよなぁ
今回は動物の幻視にじゃまされるお話
Chapter.2
犬がいる！

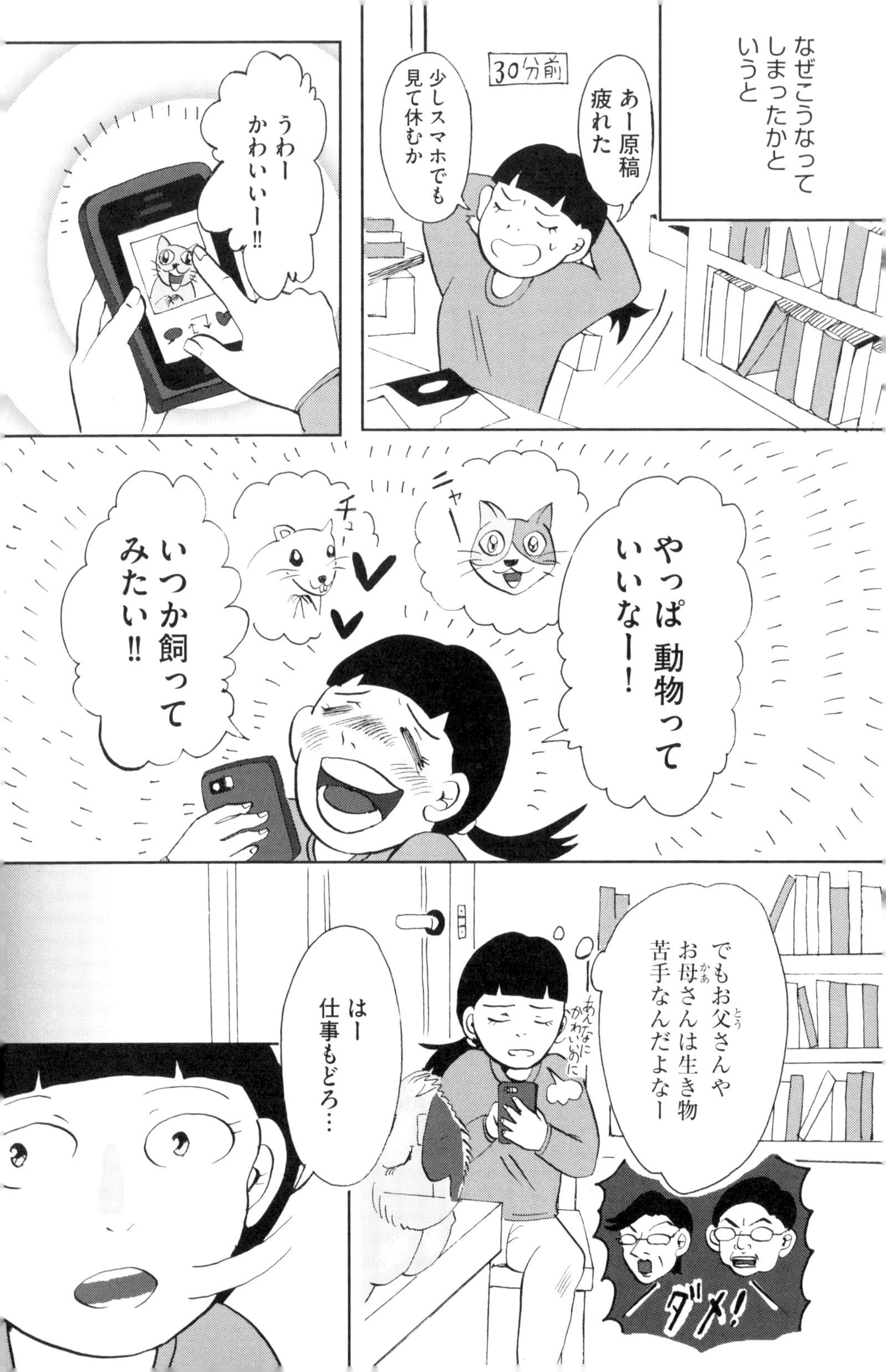
なぜこうなってしまったかというと
30分前
あー原稿疲れた
少しスマホでも見て休むか
うわーかわいいー!!
やっぱ動物っていいなー!
ニャー
チュー
いつか飼ってみたい!!
でもお父《とう》さんやお母《かぁ》さんは生き物苦手なんだよなー
あんなにかわいいのに
ダメ!
はー仕事もどろ…

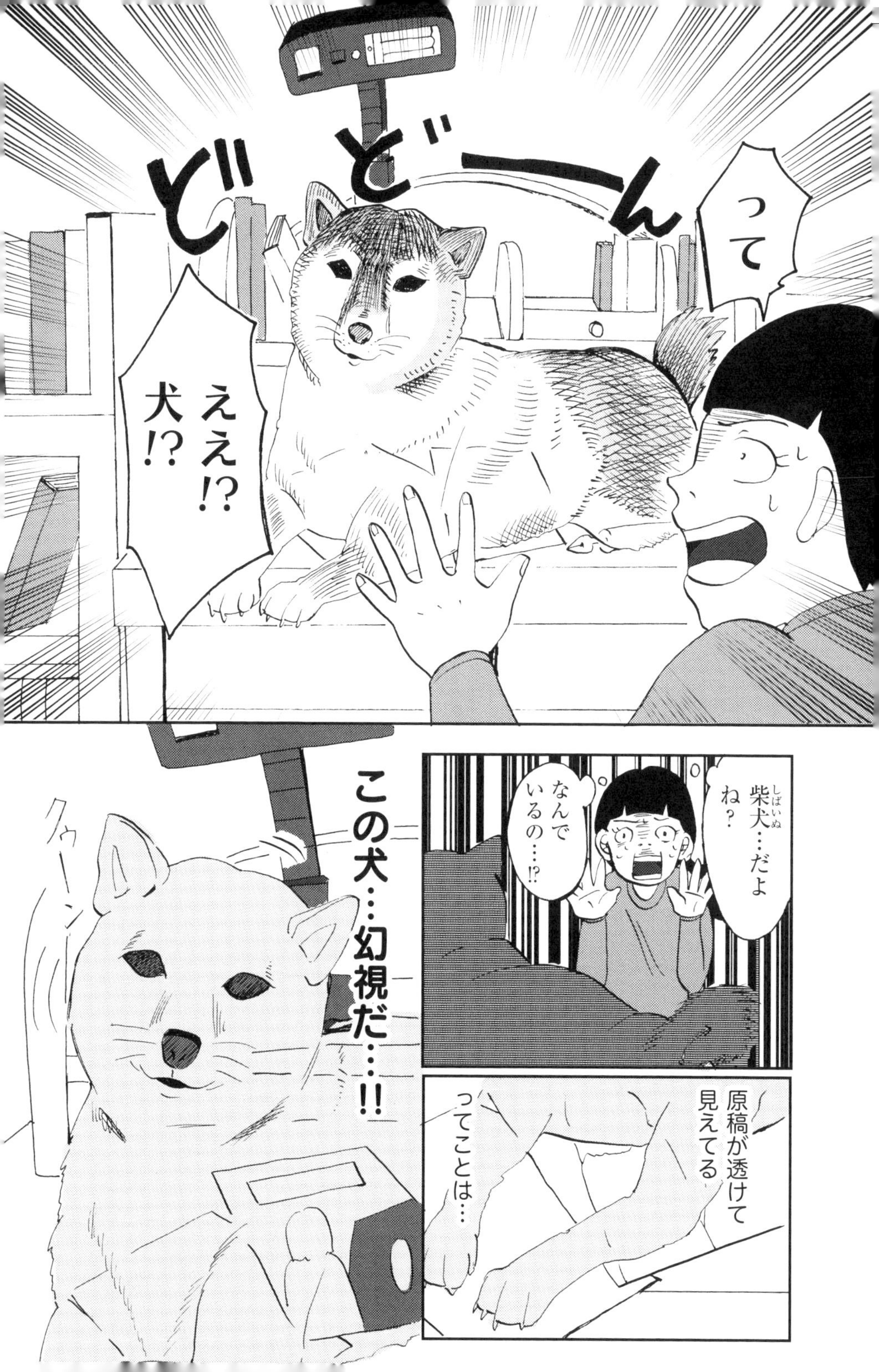
どどーーん
って
ええ!?
犬!?
柴犬《しばいぬ》…だよね？
なんでいるの…!?
原稿が透けて見えてるってことは…
この犬…幻視だ…!!
クゥーン

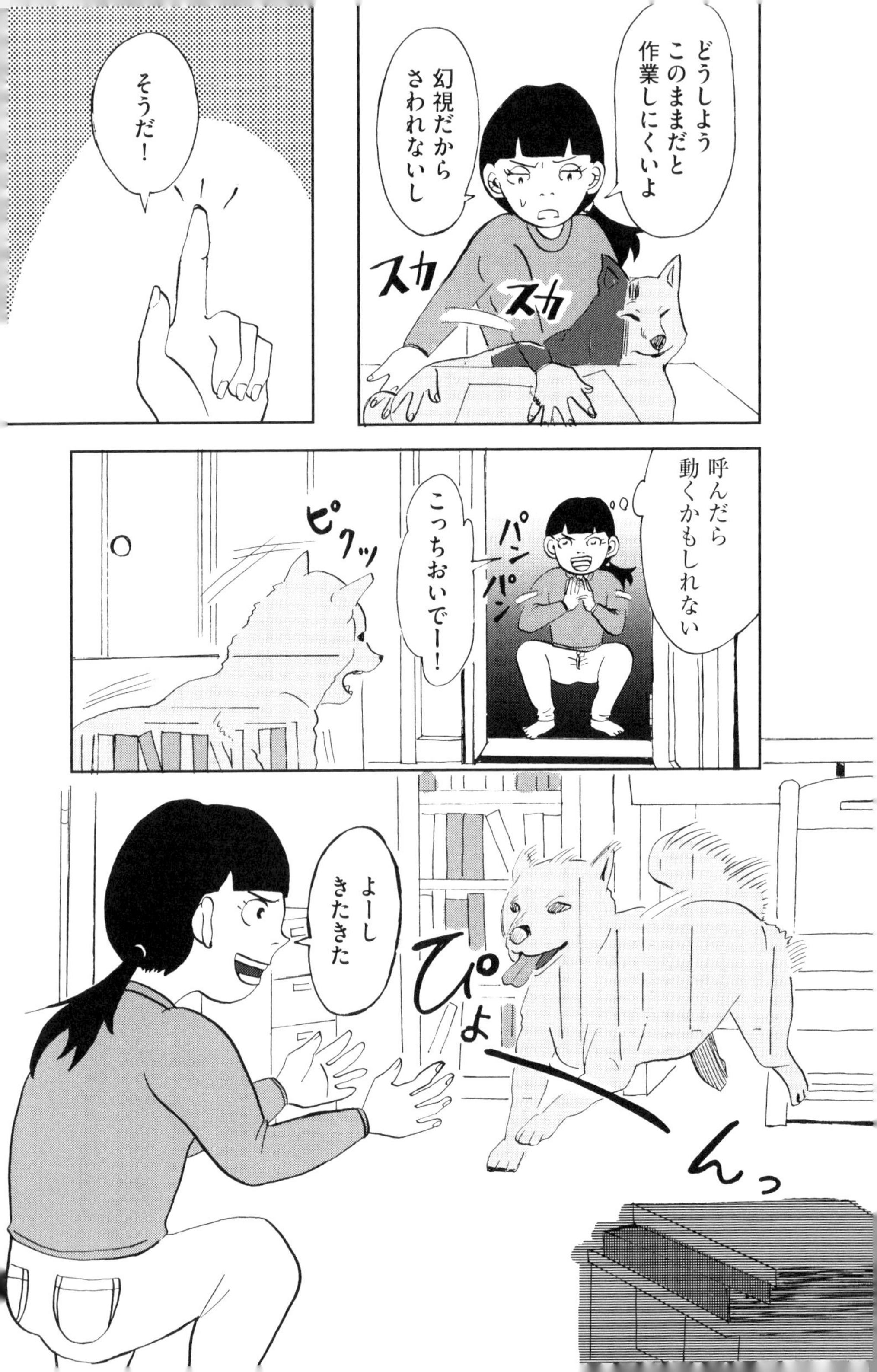
どうしよう このままだと 作業しにくいよ
幻視だから さわれないし
スカ
スカ
そうだ!
呼んだら 動くかもしれない
パンパン
こっちおいでー!
ピクッ
よーし きたきた
ぴょ
んっ

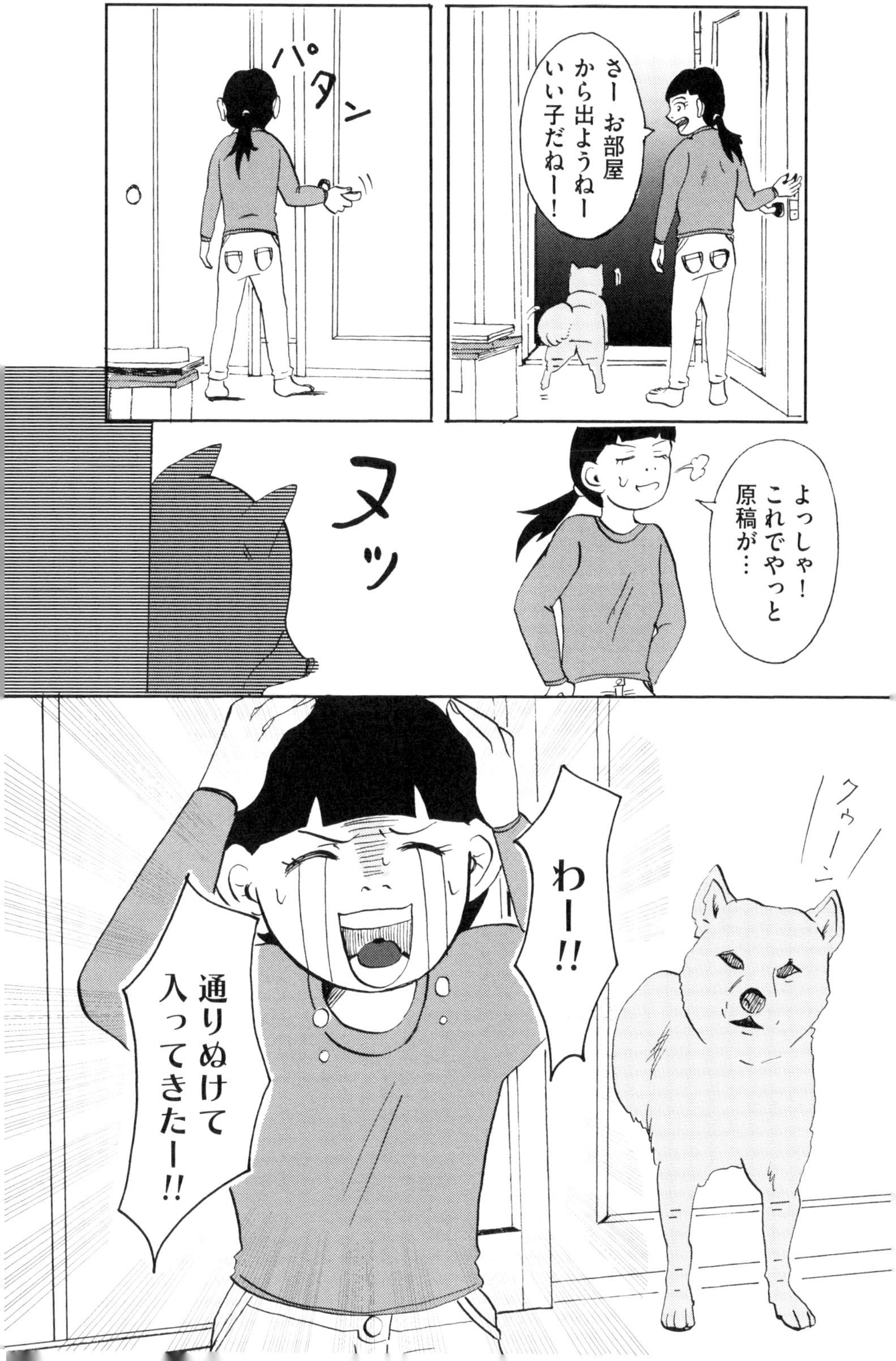

さー お部屋から出ようねー いい子だねー！
パタン
よっしゃ！これでやっと原稿が…
ヌッ
クゥーン
わー!!
通りぬけて入ってきたー!!

もーこうなったら!!

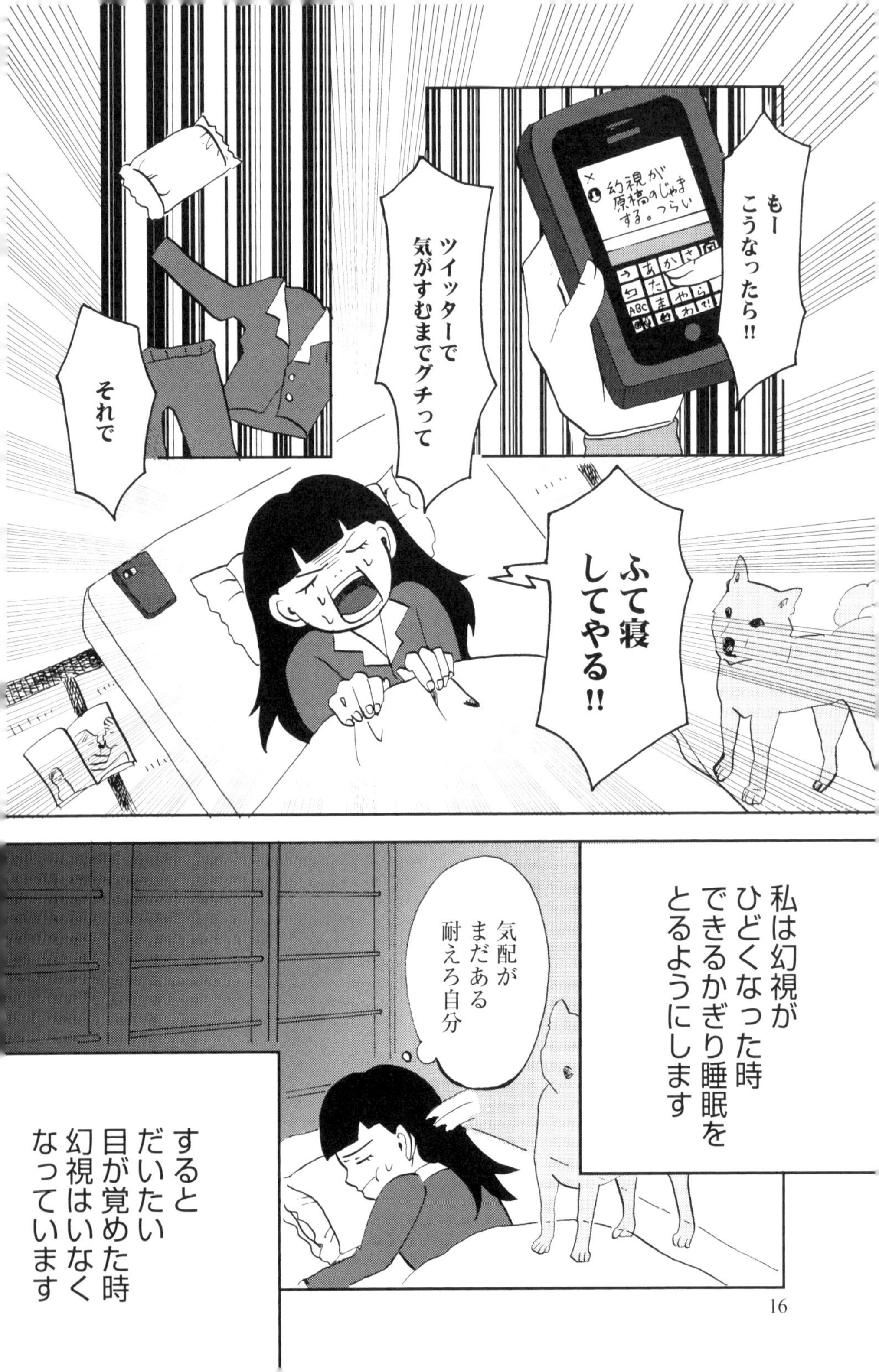
幻視が原稿のじゃまする。つらい

ツイッターで気がすむまでグチって
それで
ふて寝してやる!!
私は幻視がひどくなった時できるかぎり睡眠をとるようにします
気配がまだある耐えろ自分
するとだいたい目が覚めた時幻視はいなくなっています

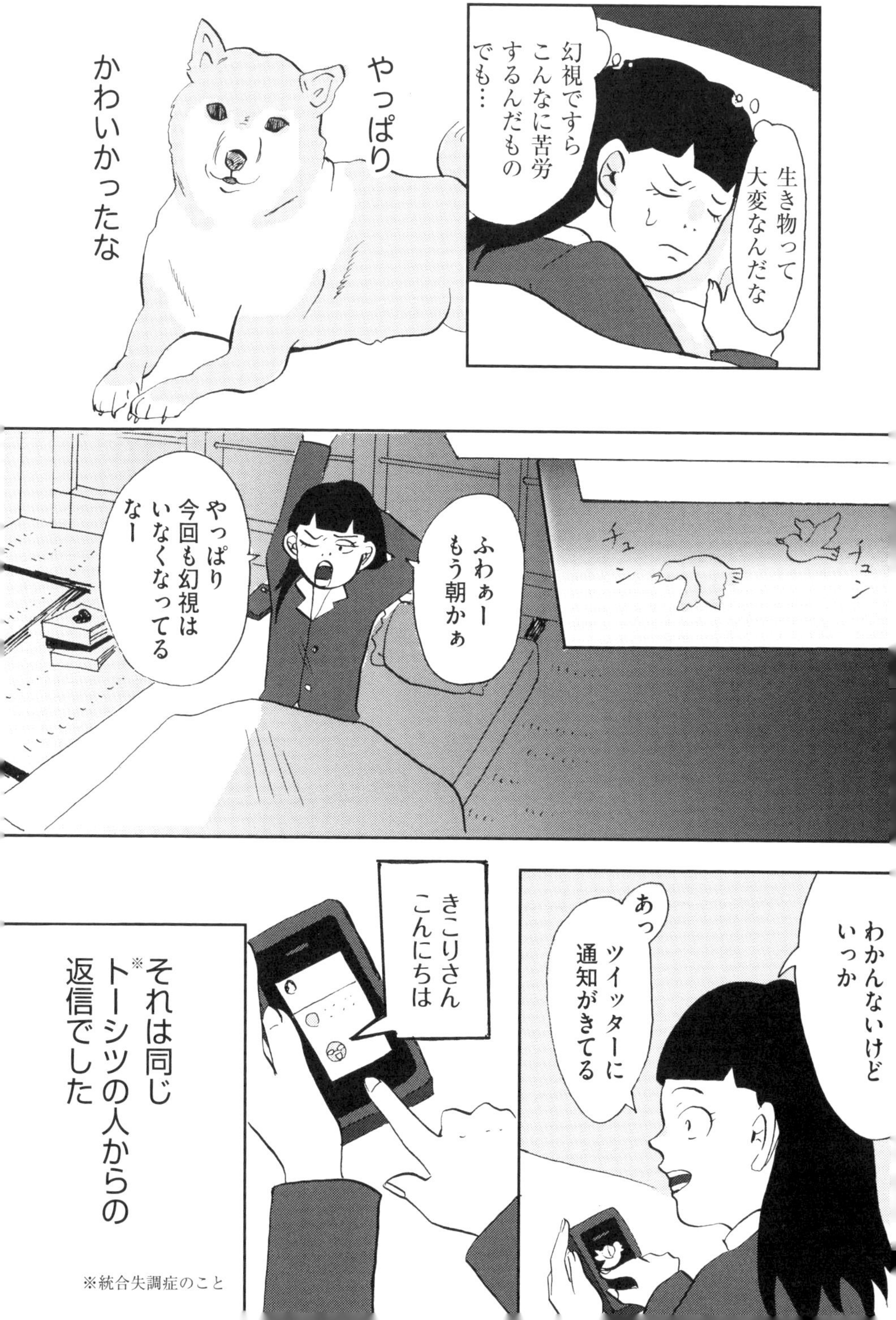
生き物って大変なんだな
幻視ですらこんなに苦労するんだもの
でも…
やっぱり
かわいかったな
チュン
チュン
ふわぁー もう朝かぁ
やっぱり 今回も幻視は いなくなってるなー
わかんないけど いっか
あっ
ツイッターに通知がきてる
きこりさん こんにちは
それは同じ ※トーシツの人からの 返信でした

※統合失調症のこと

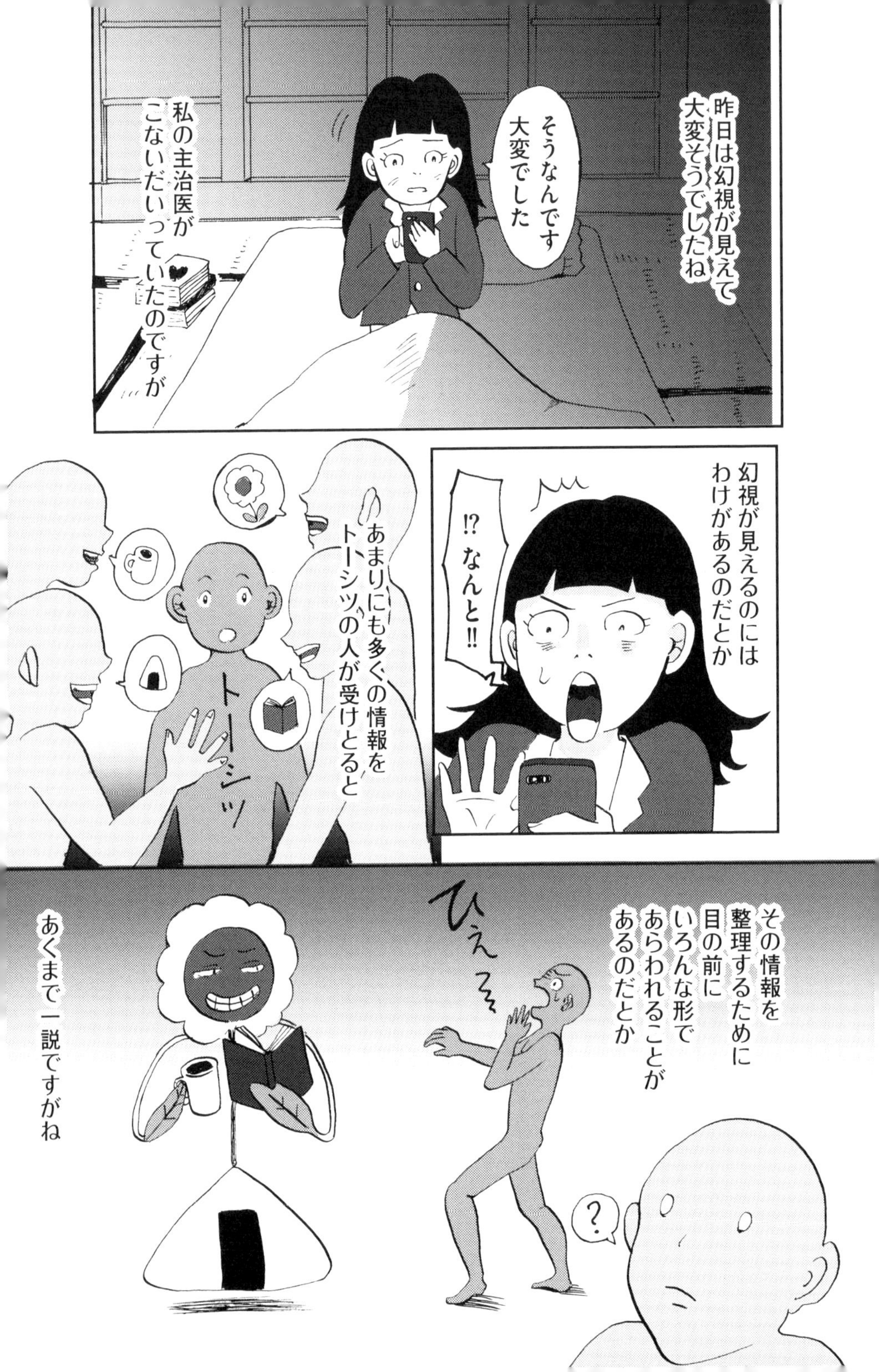

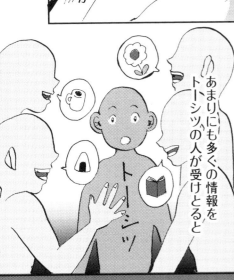

昨日は幻視が見えて大変そうでしたね
そうなんです大変でした
私の主治医がこないだいっていたのですが
幻視が見えるのにはわけがあるのだとか
!? なんと!!
あまりにも多くの情報をトーシツの人が受けとると
トーシツ
その情報を整理するために目の前にいろんな形であらわれることがあるのだとか
ひえ〜
?
あくまで一説ですがね

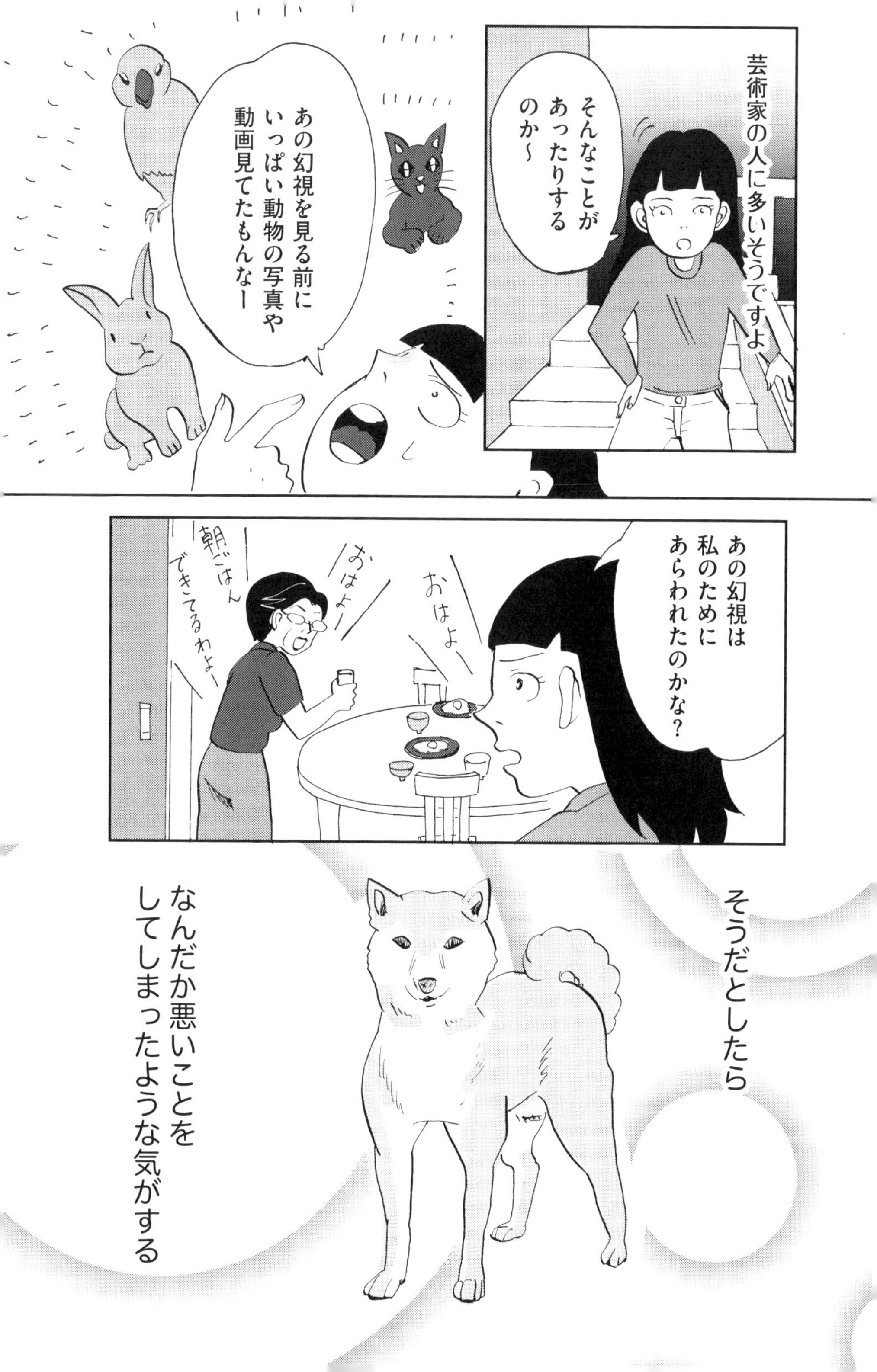

芸術家の人に多いそうですよ
そんなことがあったりするのか～
あの幻視を見る前にいっぱい動物の写真や動画見てたもんなー
あの幻視は私のためにあらわれたのかな？
おはよ
おはよ
朝ごはんできてるわよー
そうだとしたら
なんだか悪いことをしてしまったような気がする

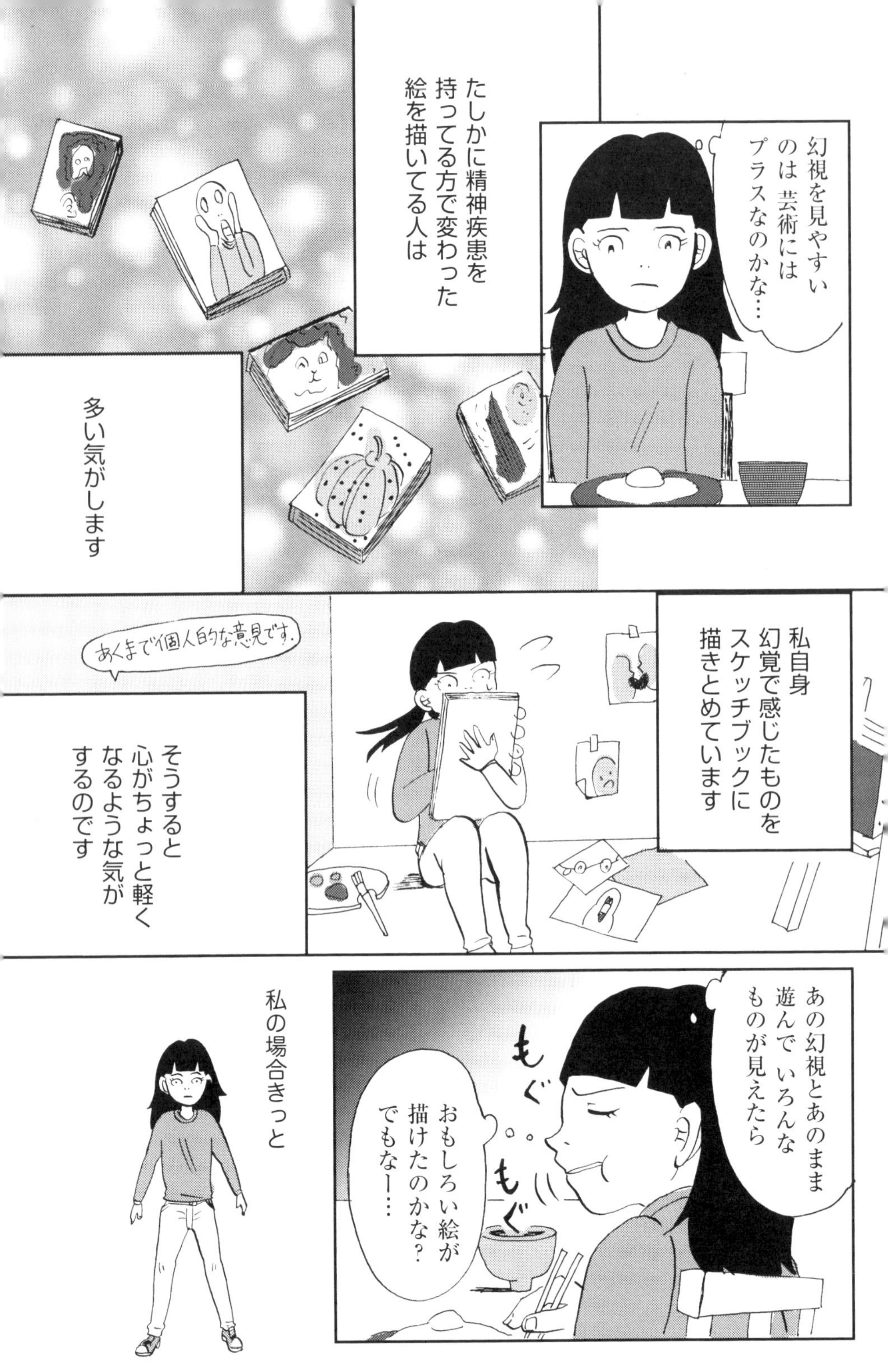
幻視を見やすいのは 芸術にはプラスなのかな…
たしかに精神疾患を持ってる方で変わった絵を描いてる人は
多い気がします
私自身幻覚で感じたものをスケッチブックに描きとめています
あくまで個人的な意見です.
そうすると心がちょっと軽くなるような気がするのです
あの幻視とあのまま遊んで いろんなものが見えたら
もぐ
もぐ
おもしろい絵が描けたのかな？ でもなー…
私の場合きっと

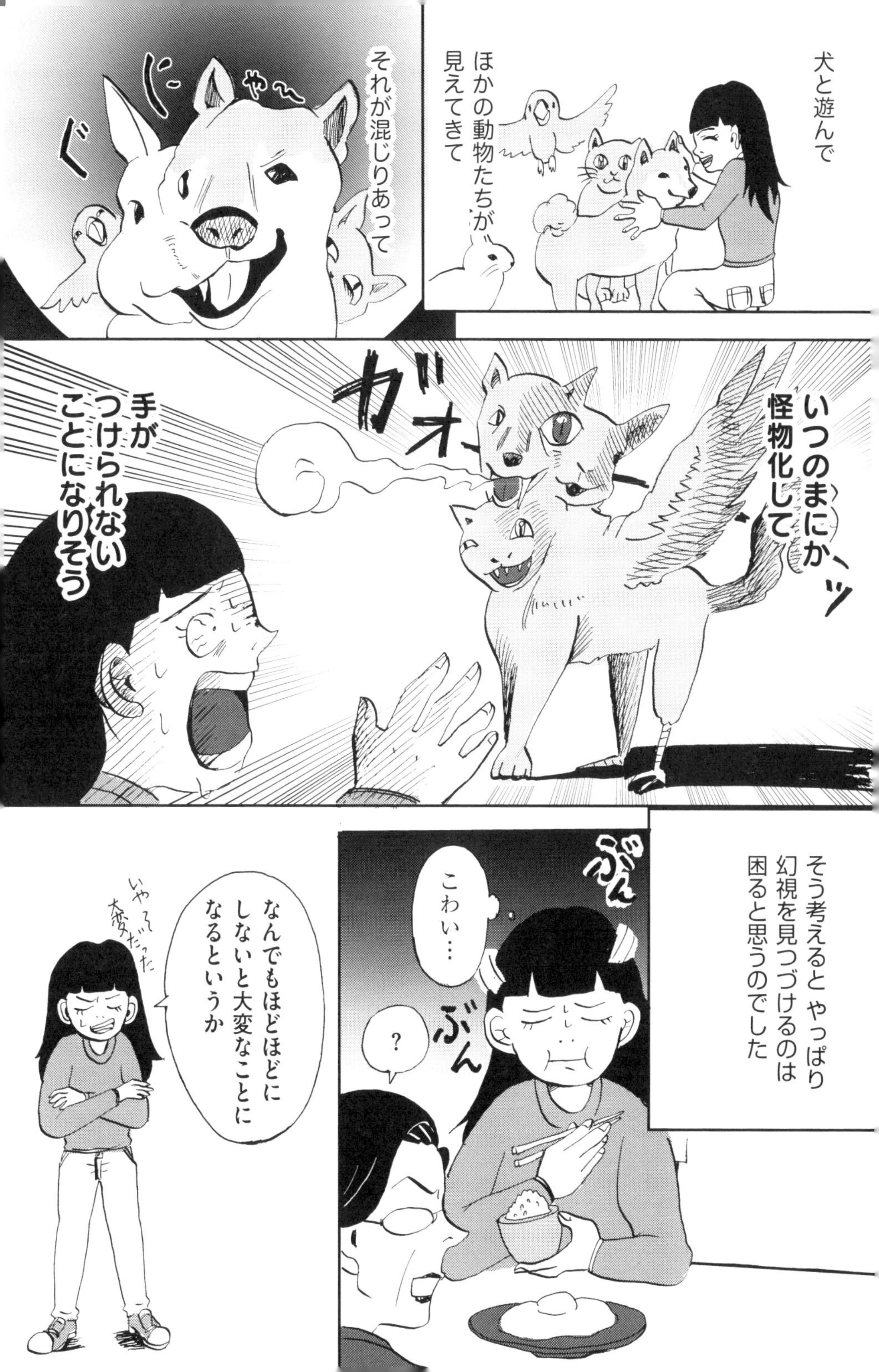
犬と遊んで
ほかの動物たちが見えてきて
それが混じりあって
ぐにゃ〜
いつのまにか怪物化して
ガオーッ
手がつけられないことになりそう
そう考えるとやっぱり幻視を見つづけるのは困ると思うのでした
ぶん
こわい…
ぶん
？
なんでもほどほどにしないと大変なことになるというか
いや〜大変だった

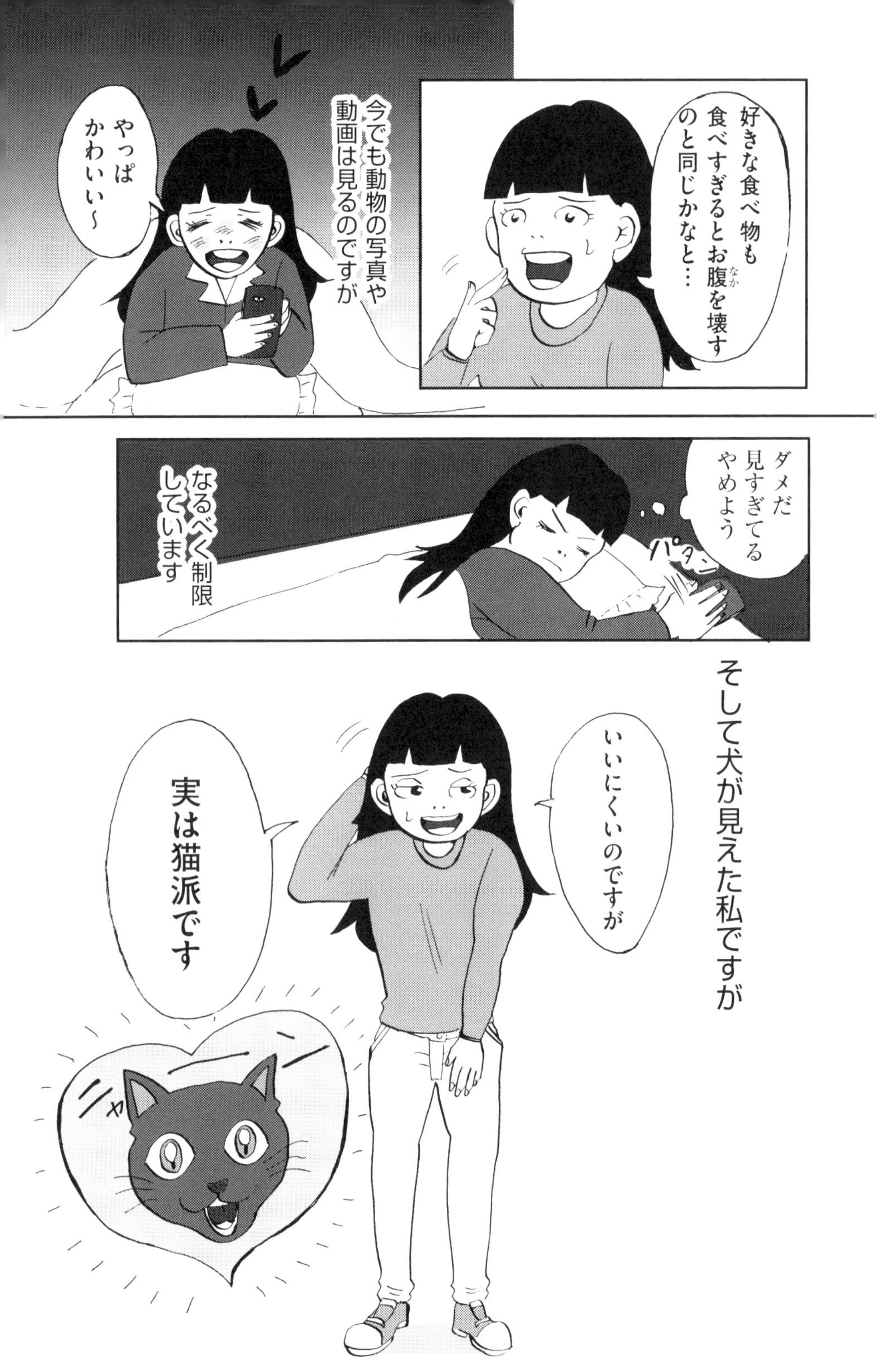
好きな食べ物も食べすぎるとお腹《なか》を壊すのと同じかなと…
今でも動物の写真や動画は見るのですが
やっぱかわいい〜
ダメだ見すぎてるやめよう
パタン
なるべく制限しています
そして犬が見えた私ですが
いいにくいのですが
実は猫派です
ニャ

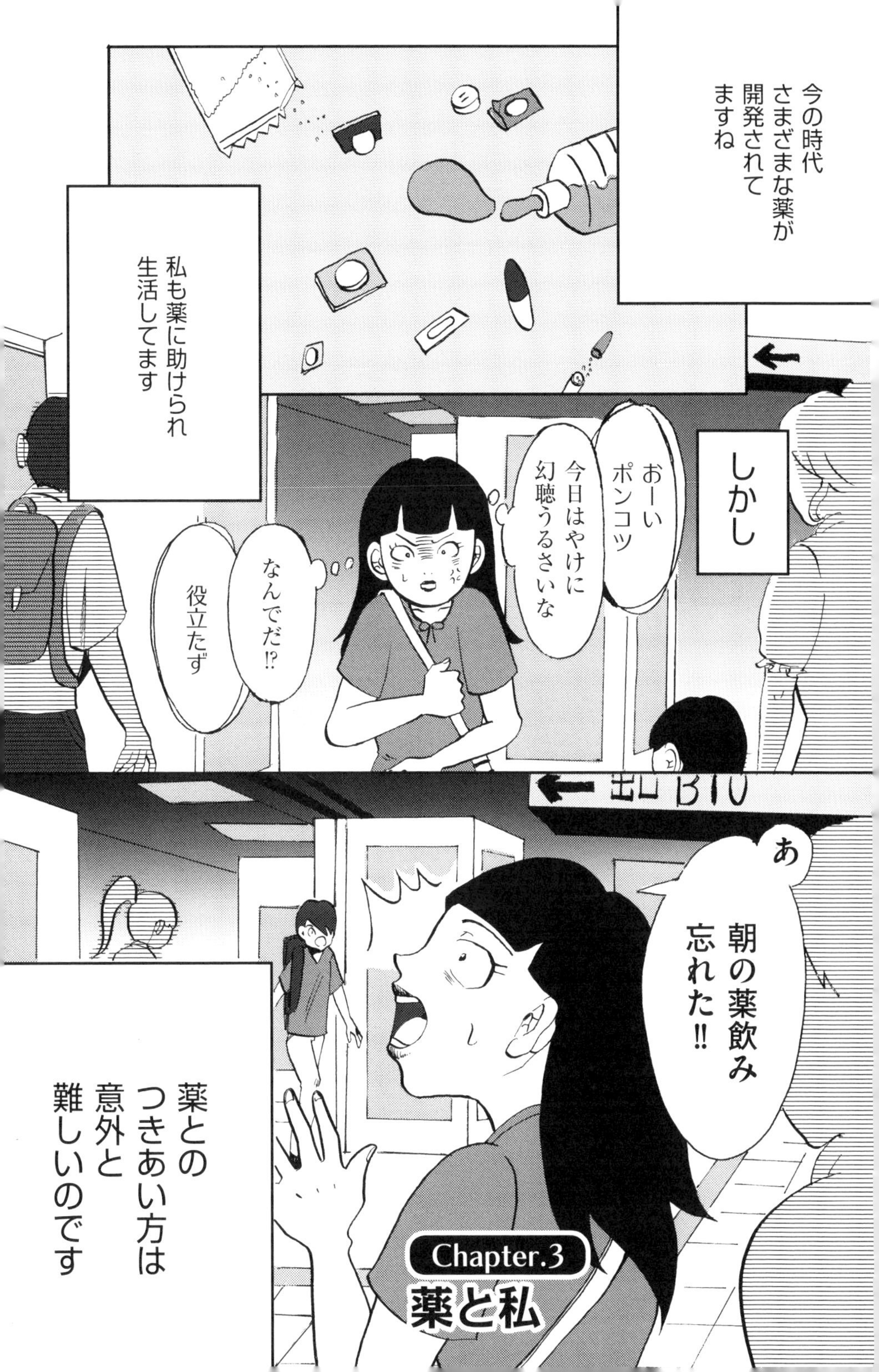

今の時代
さまざまな薬が
開発されて
ますね
私も薬に助けられ
生活してます
しかし
おーい
ポンコツ
今日はやけに
幻聴うるさいな
なんでだ⁉
役立たず
あ
朝の薬飲み
忘れた‼
薬との
つきあい方は
意外と
難しいのです
Chapter.3
薬と私

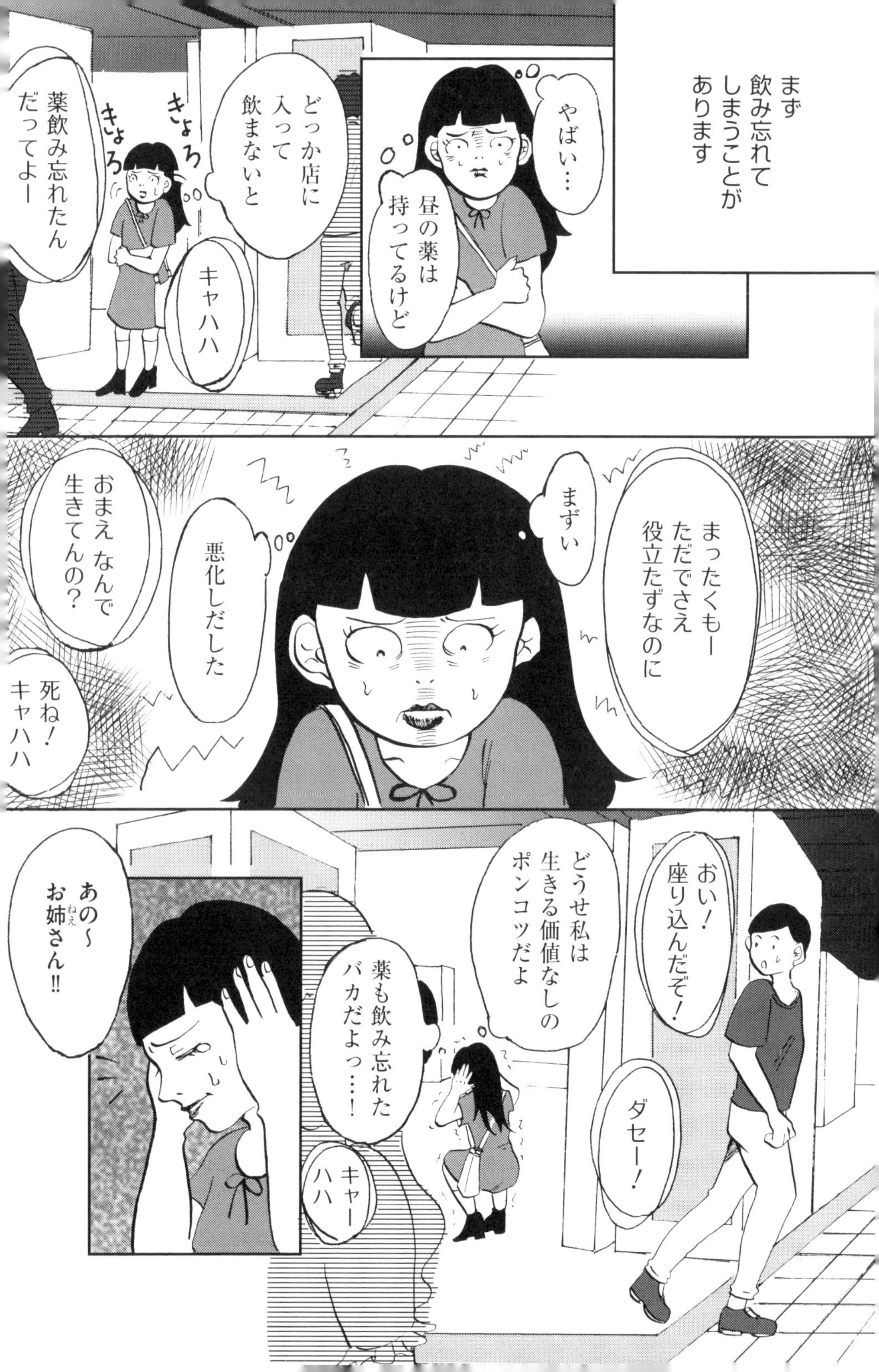
まず飲み忘れてしまうことがあります
やばい…
昼の薬は持ってるけど
どっか店に入って飲まないと
きょろきょろ
キャハハハ
薬飲み忘れたんだってよー
まったくもーただでさえ役立たずなのに
まずい
悪化しだした
おまえ なんで生きてんの?
死ね! キャハハハ
おい! 座り込んだぞ!
どうせ私は生きる価値なしのポンコツだよ
ダセー!
薬も飲み忘れたバカだよっ…!
キャーハハ
あの～お姉《ねえ》さん!!

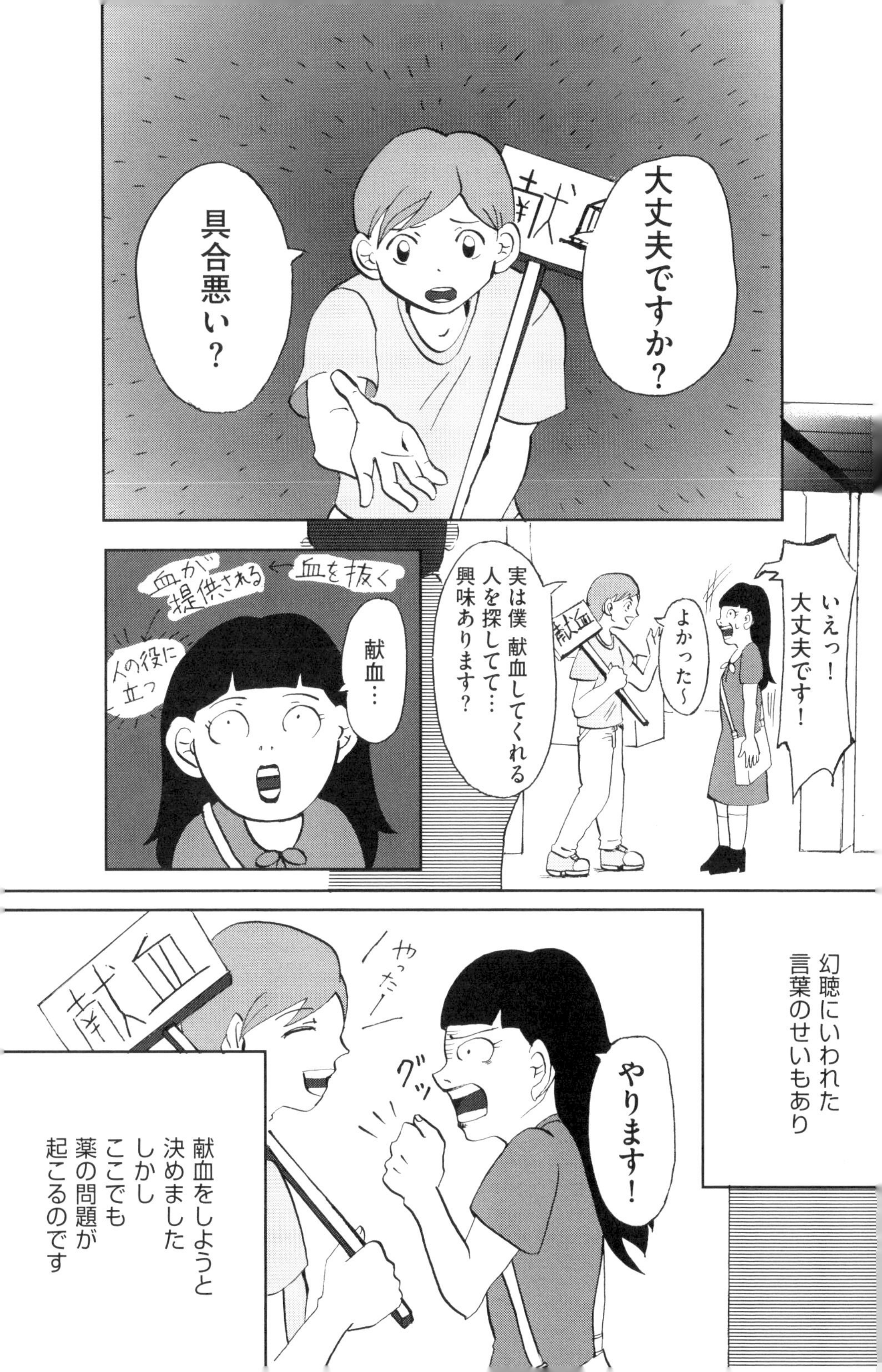
大丈夫ですか？
具合悪い？
献血
いえっ！大丈夫です！
よかった〜
実は僕 献血してくれる人を探してて…興味あります？
献血…
血を抜く
血が提供される
人の役に立つ
幻聴にいわれた言葉のせいもあり
やった！
やります！
グッ
献血をしようと決めました
しかし
ここでも
薬の問題が
起こるのです

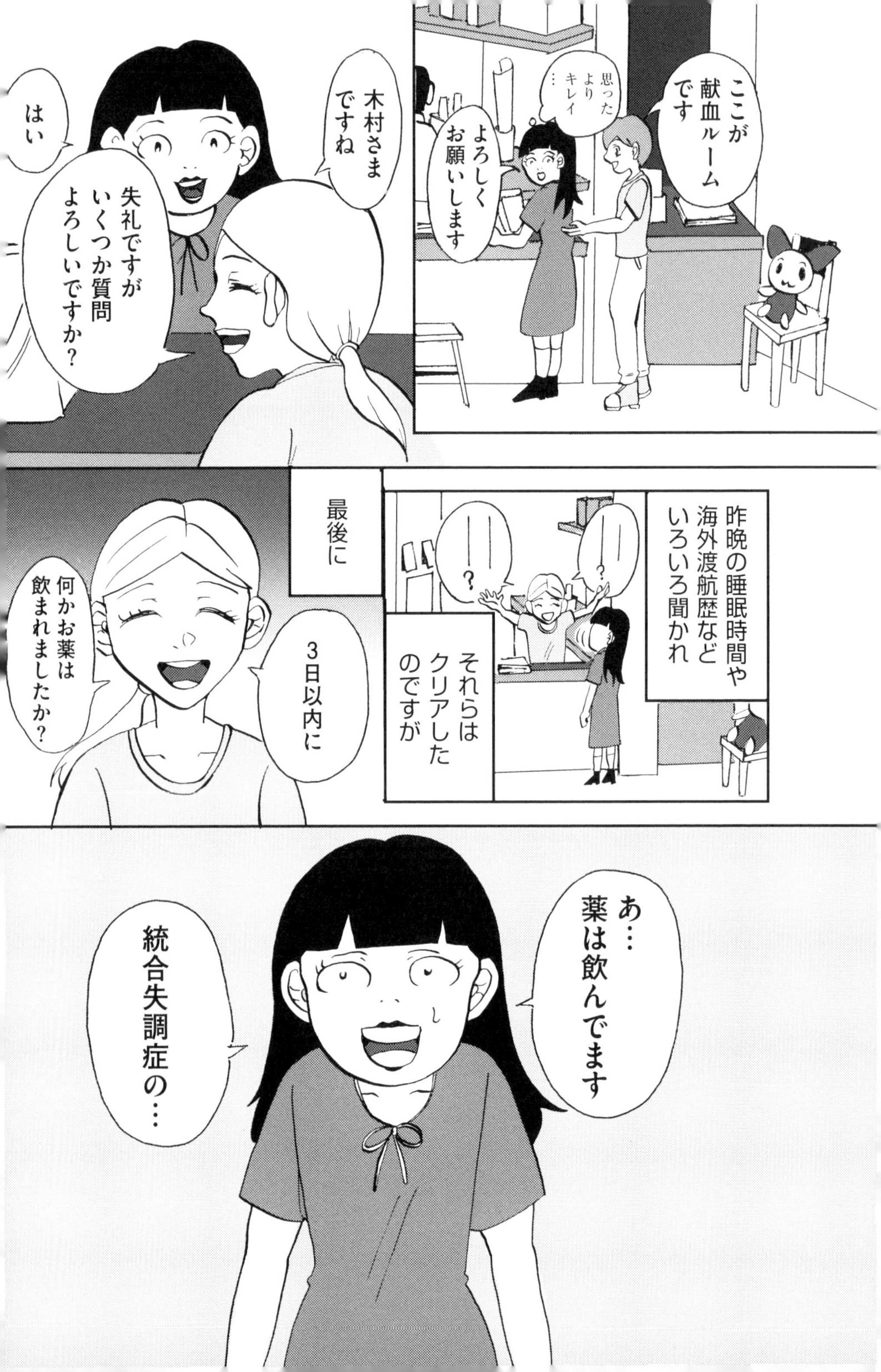
ここが献血ルームです
思ったよりキレイ…
よろしくお願いします
木村さまですね
はい
失礼ですがいくつか質問よろしいですか？
昨晩の睡眠時間や海外渡航歴などいろいろ聞かれ
―？
―？
それらはクリアしたのですが
最後に
3日以内に
何かお薬は飲まれましたか？
あ…薬は飲んでます
統合失調症の…

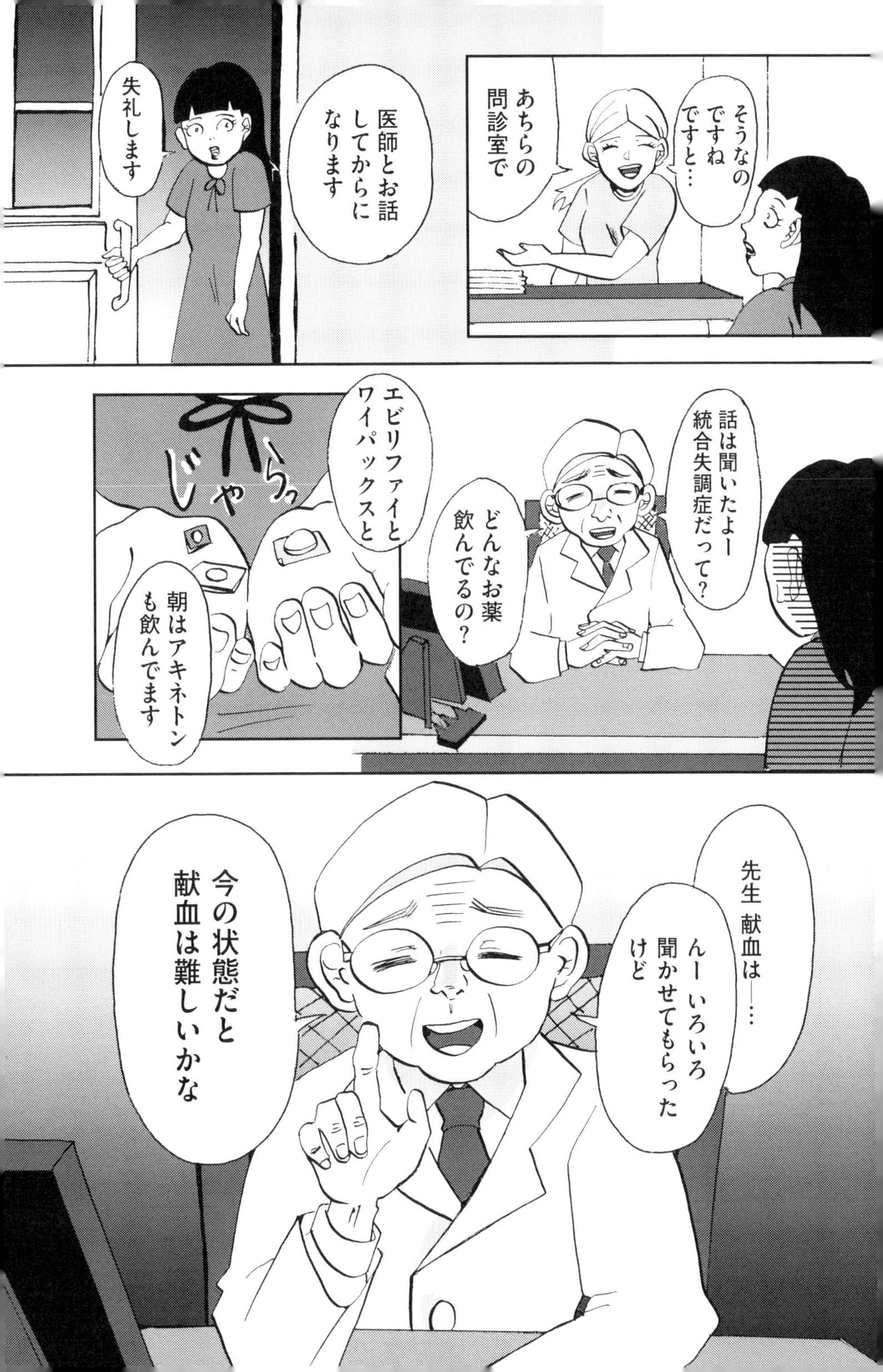
そうなのですね
ですと…
あちらの問診室で
医師とお話してからになります
失礼します
話は聞いたよー
統合失調症だって?
どんなお薬飲んでるの?
エビリファイとワイパックスと
じゃらっ
朝はアキネトンも飲んでます
先生 献血は——…
んー いろいろ聞かせてもらったけど
今の状態だと献血は難しいかな

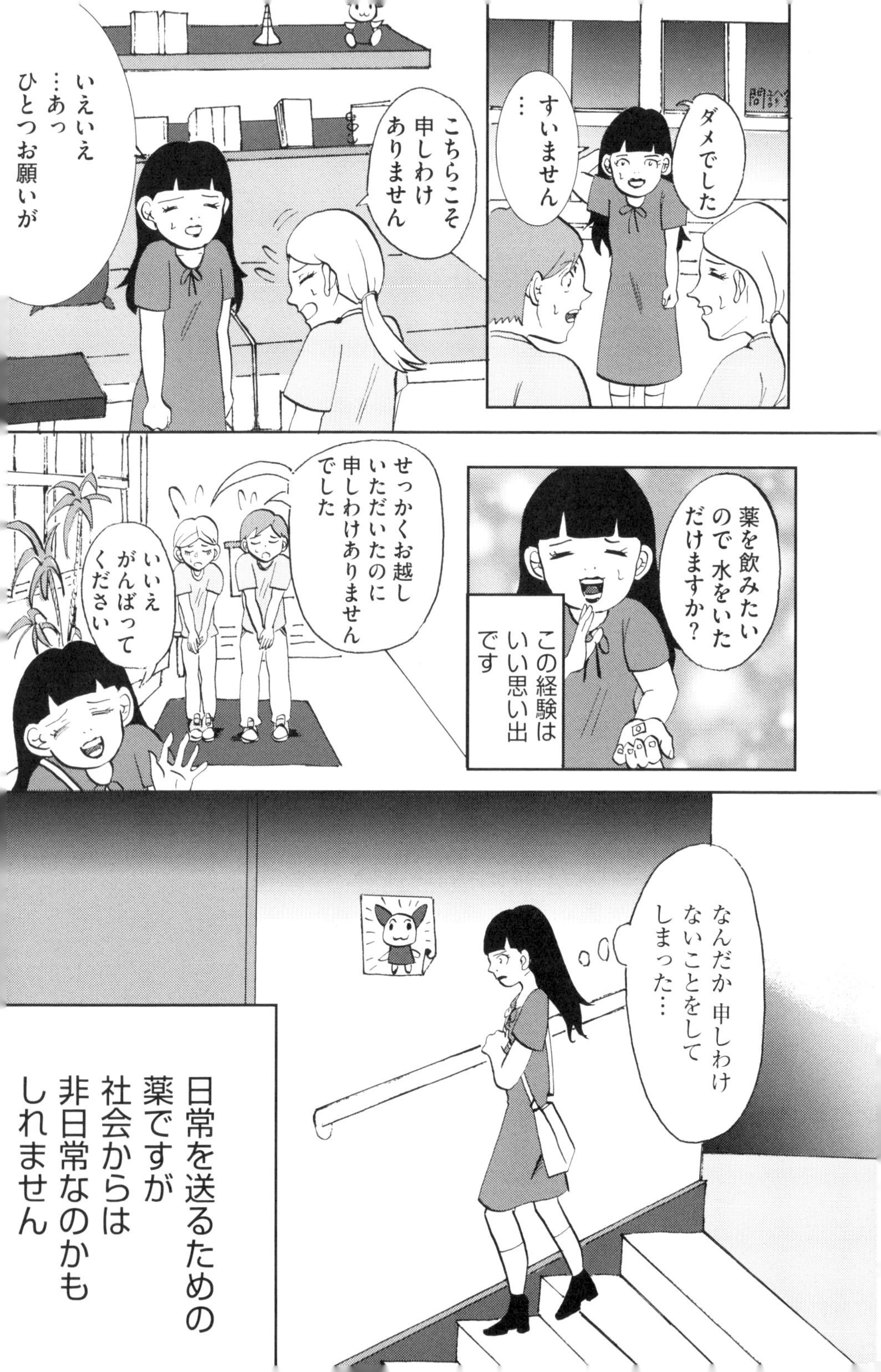
ダメでした
…すいません
こちらこそ申しわけありません
いえいえ…あっひとつお願いが
薬を飲みたいので水をいただけますか?
この経験はいい思い出です
せっかくお越しいただいたのに申しわけありませんでした
いいえがんばってください
なんだか申しわけないことをしてしまった…
日常を送るための薬ですが社会からは非日常なのかもしれません

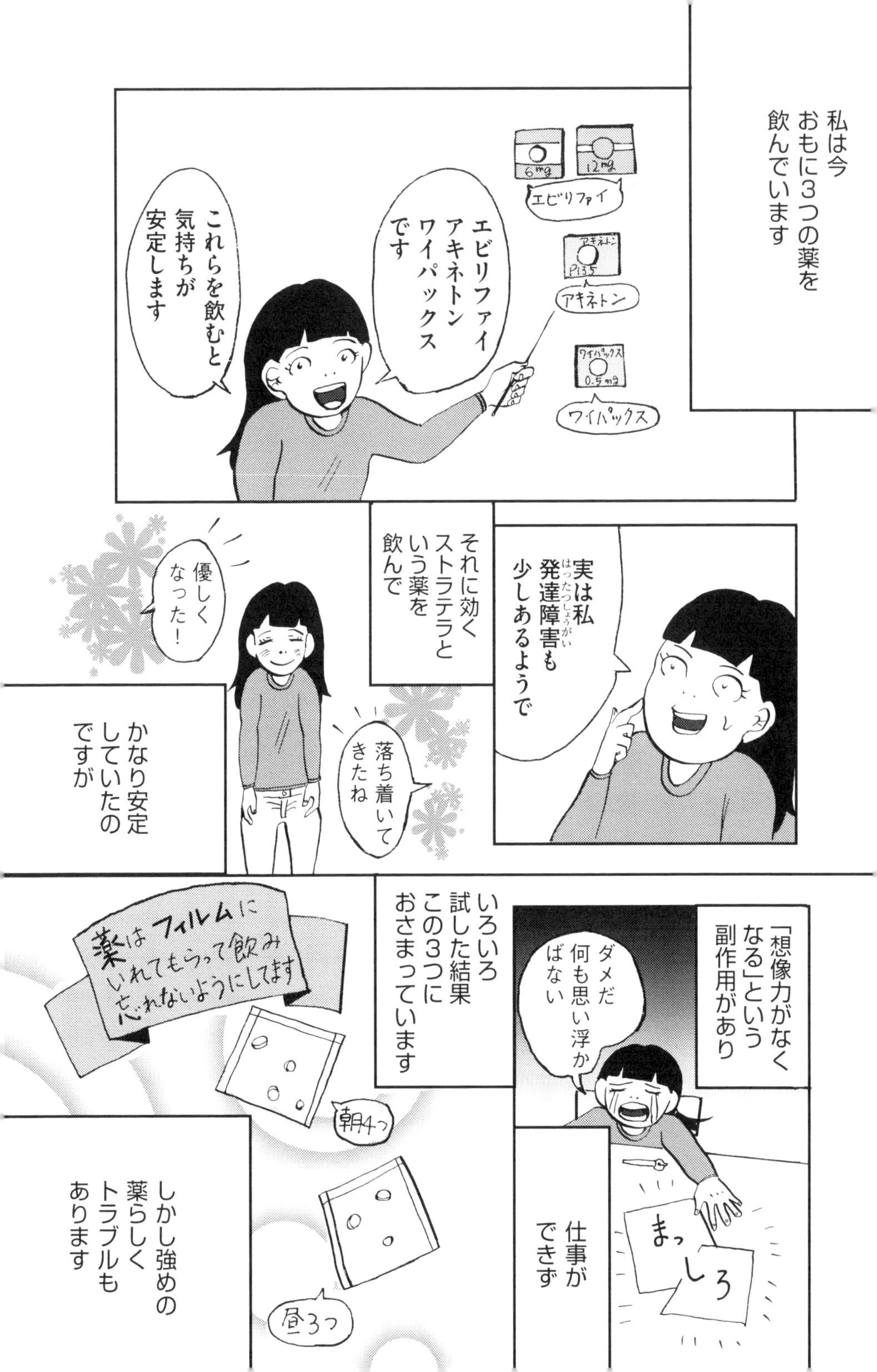
私は今
おもに3つの薬を
飲んでいます
エビリファイ
アキネトン
ワイパックス
エビリファイ
アキネトン
ワイパックス
です
これらを飲むと
気持ちが
安定します
実は私
発達障害《はったつしょうがい》も
少しあるようで
それに効く
ストラテラと
いう薬を
飲んで
優しく
なった!
落ち着いて
きたね
かなり安定
していたの
ですが
「想像力がなく
なる」という
副作用があり
ダメだ
何も思い浮か
ばない
まっしろ
仕事が
できず
いろいろ
試した結果
この3つに
おさまっています
薬はフィルムにいれてもらって飲み忘れないようにしてます
朝4つ
昼3つ
しかし強めの
薬らしく
トラブルも
あります

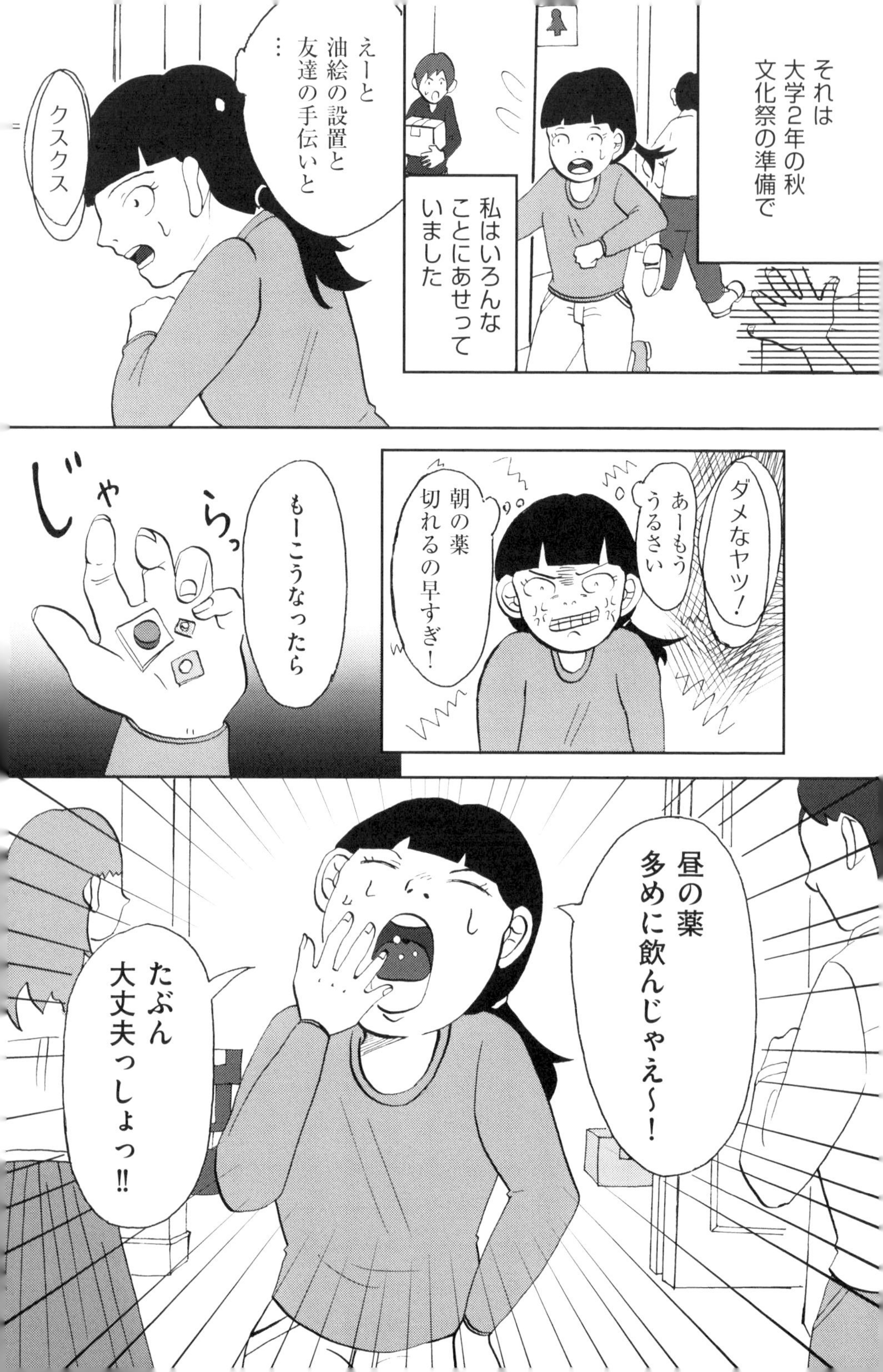
それは
大学2年の秋
文化祭の準備で
私はいろんなことにあせっていました
えーと
油絵の設置と
友達の手伝いと
…
クスクス
ダメなヤツ!
あーもう
うるさい
朝の薬
切れるの早すぎ!
もーこうなったら
じゃらっ
昼の薬
多めに飲んじゃえ〜!
たぶん
大丈夫っしょっ!!

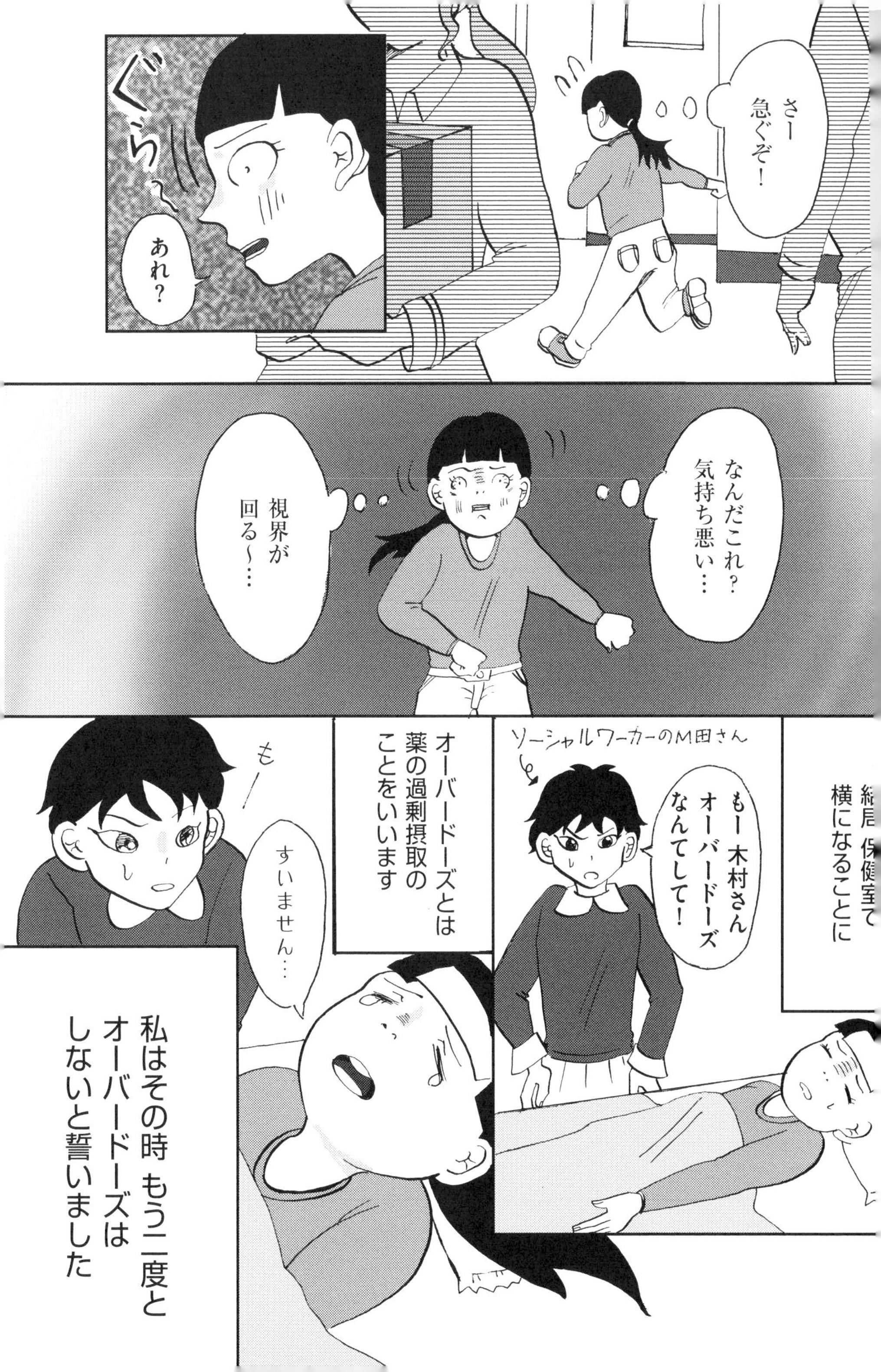
さー 急ぐぞ！
ぐら〜
あれ？
なんだこれ？ 気持ち悪い…
視界が 回る〜…
結局 保健室で 横になることに
ソーシャルワーカーのM田さん
もー 木村さん オーバードーズ なんてして！
オーバードーズとは 薬の過剰摂取の ことをいいます
も〜
すいません…
私はその時 もう二度と オーバードーズは しないと誓いました

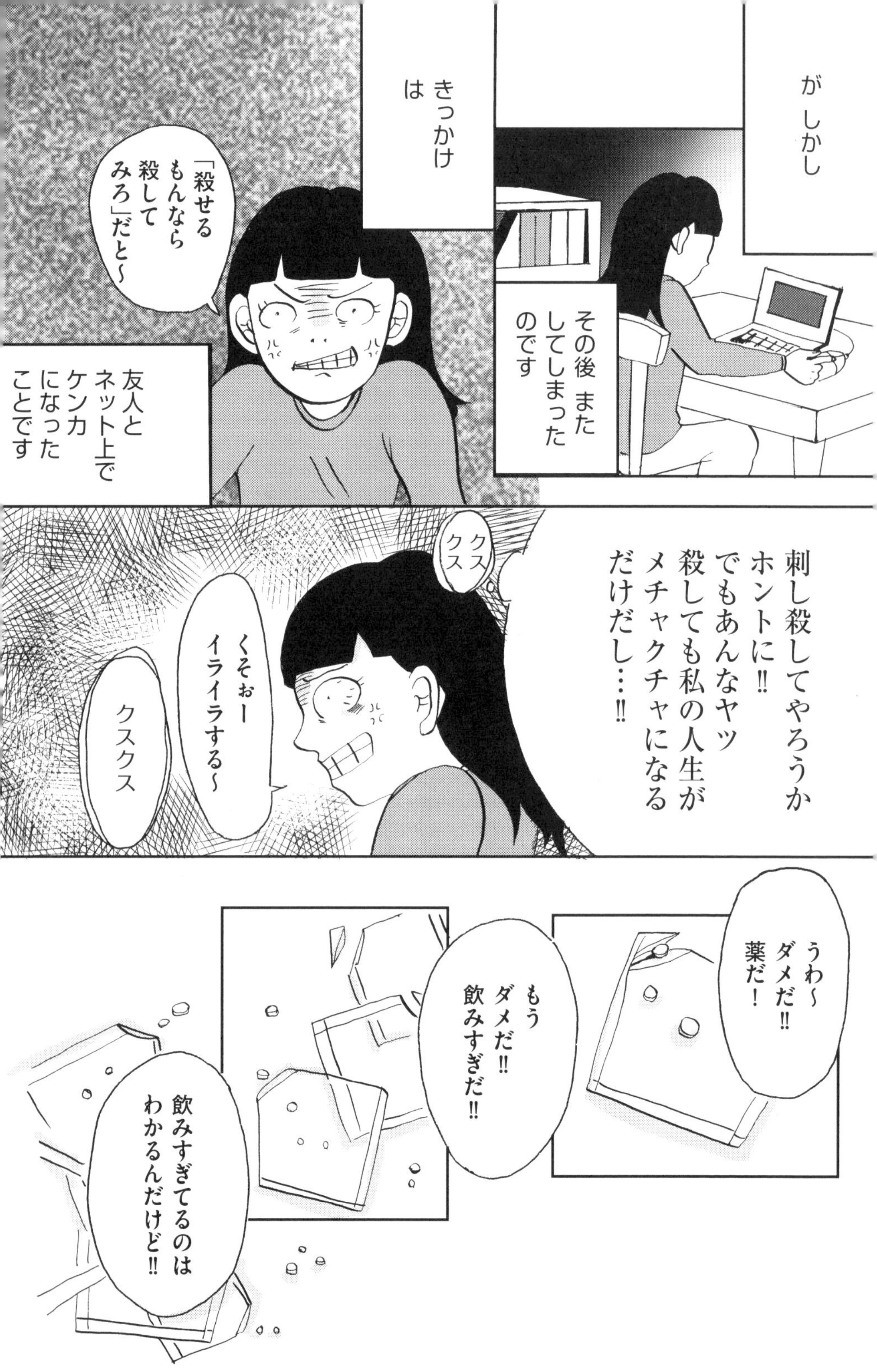
がしかし
その後 またしてしまったのです
きっかけは
友人とネット上でケンカになったことです
「殺せるもんなら殺してみろ」だと〜
刺し殺してやろうかホントに‼でもあんなヤツ殺しても私の人生がメチャクチャになるだけだし…‼
クスクス
くそぉー イライラする〜
クスクス
うわ〜 ダメだ‼ 薬だ!
もう ダメだ‼ 飲みすぎだ‼
飲みすぎてるのはわかるんだけど‼

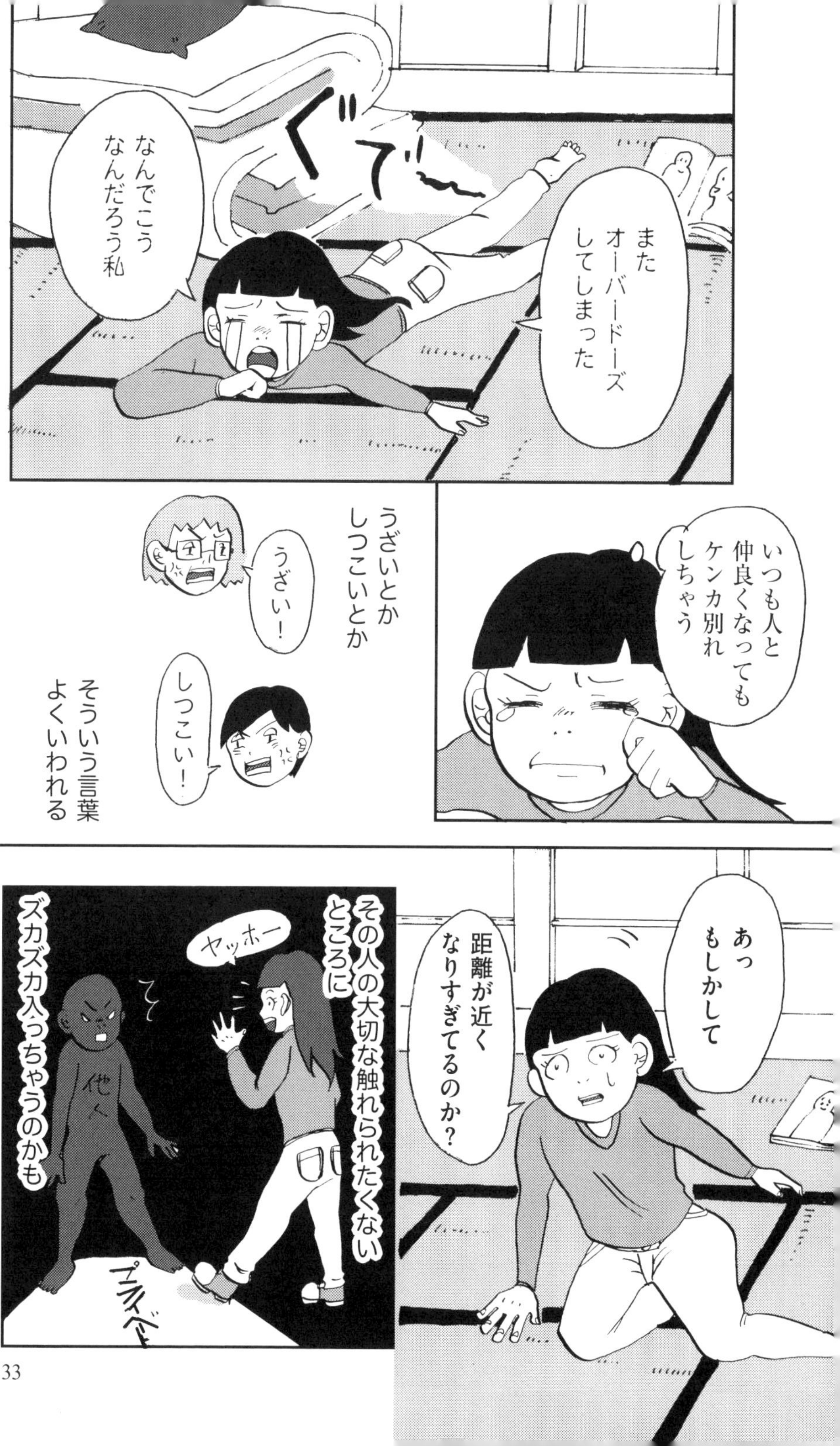
ぐで
また
オーバードーズ
してしまった
なんでこう
なんだろう私
いつも人と
仲良くなっても
ケンカ別れ
しちゃう
うざいとか
しつこいとか
うざい！
しつこい！
そういう言葉
よくいわれる
あっ
もしかして
距離が近く
なりすぎてるのか？
その人の大切な触れられたくない
ところに
ヤッホー
他人
ズカズカ入っちゃうのかも
プライベート

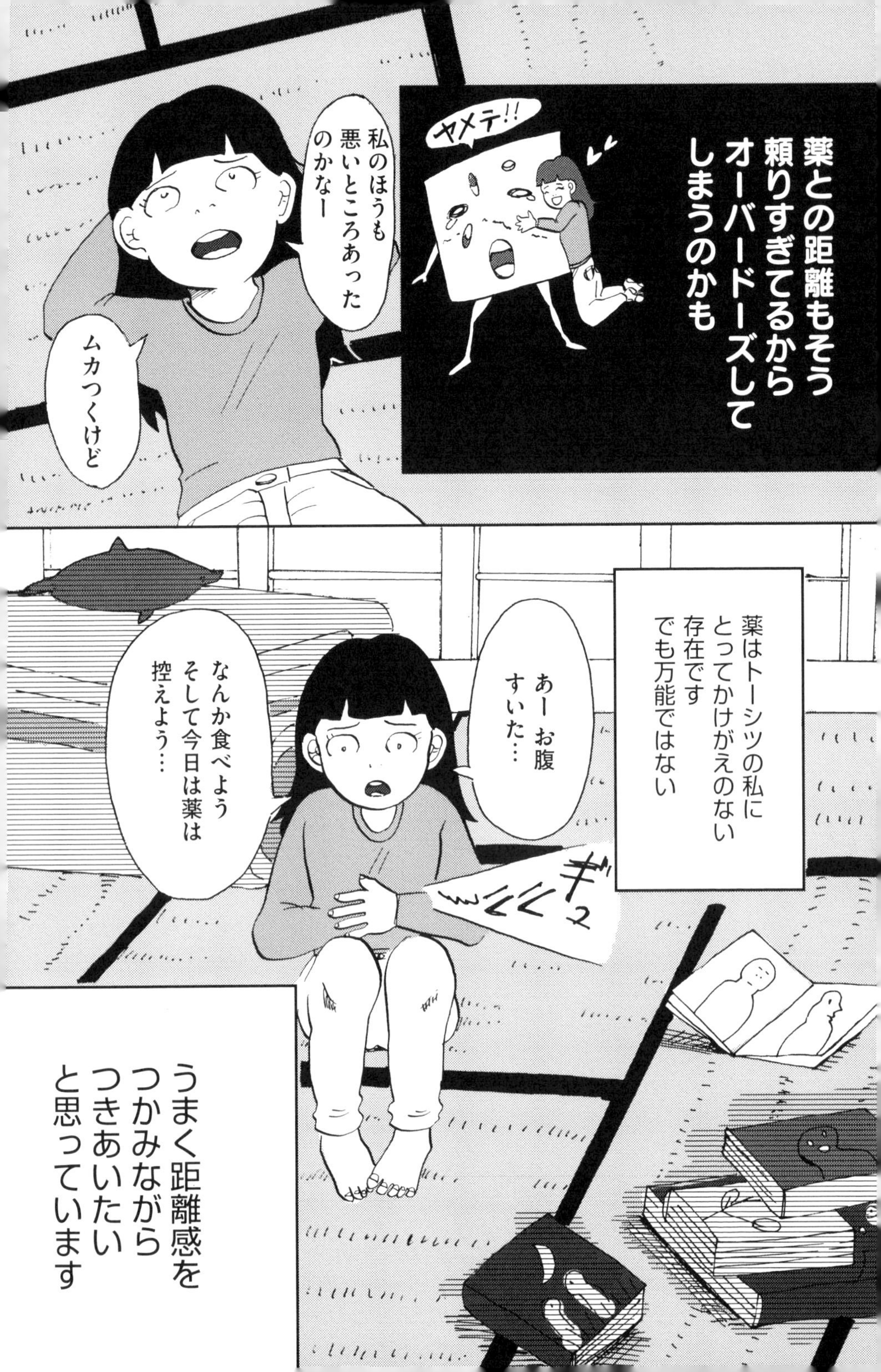
薬との距離もそう
頼りすぎてるから
オーバードーズして
しまうのかも
ヤメテ!!
私のほうも悪いところあったのかなー
ムカつくけど
薬はトーシツの私に
とってかけがえのない
存在です
でも万能ではない
あー お腹すいた…
なんか食べよう
そして今日は薬は
控えよう…
うまく距離感を
つかみながら
つきあいたい
と思っています

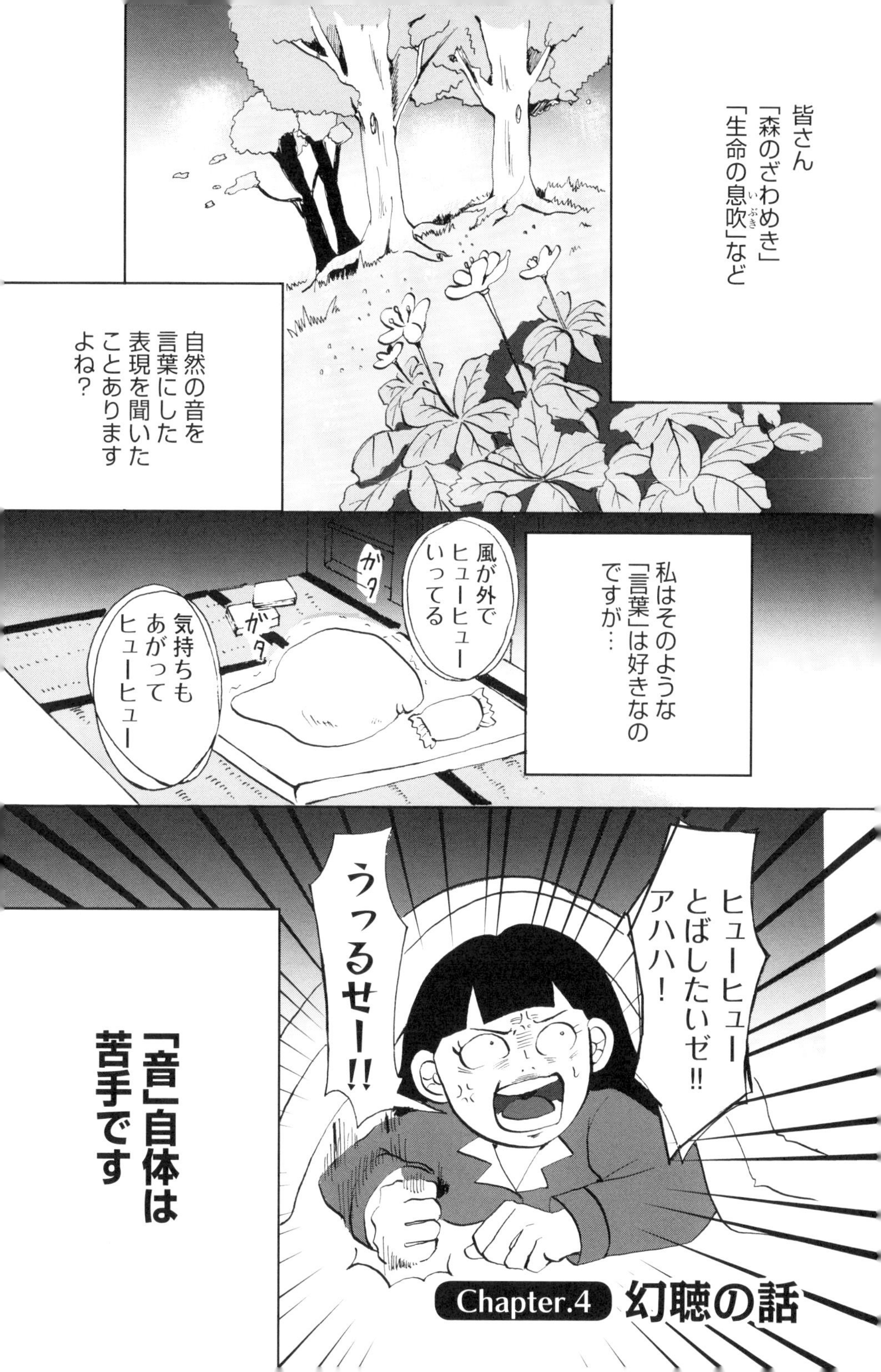
皆さん
「森のざわめき」
「生命の息吹《いぶき》」など
自然の音を言葉にした表現を聞いたことありますよね？
私はそのような「言葉」は好きなのですが…
風が外でヒューヒューいってる
ガタ
ガタ
気持ちもあがってヒューヒュー
ヒューヒューとばしたいゼ!! アハハ！
うっるせー!!
「音」自体は苦手です
Chapter.4 幻聴の話

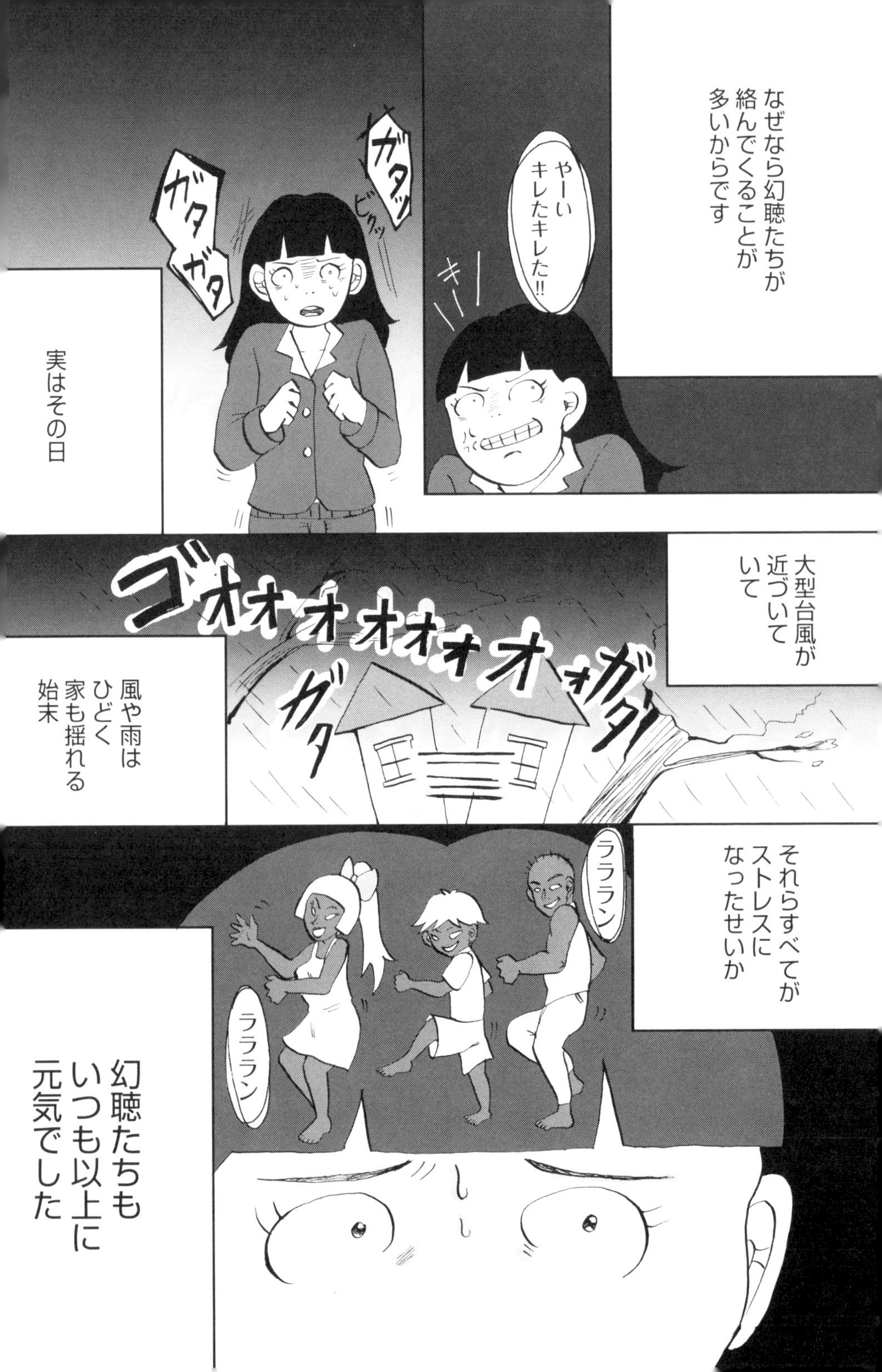
なぜなら幻聴たちが
絡んでくることが
多いからです
やーい
キレたキレた!!
キ
ガタッ
ビクッ
ガタ
ガタ
実はその日
大型台風が
近づいて
いて
ゴオオオオオォオォ
ガタ
ガタ
風や雨は
ひどく
家も揺れる
始末
それらすべてが
ストレスに
なったせいか
ラララン
ラララン
幻聴たちも
いつも以上に
元気でした

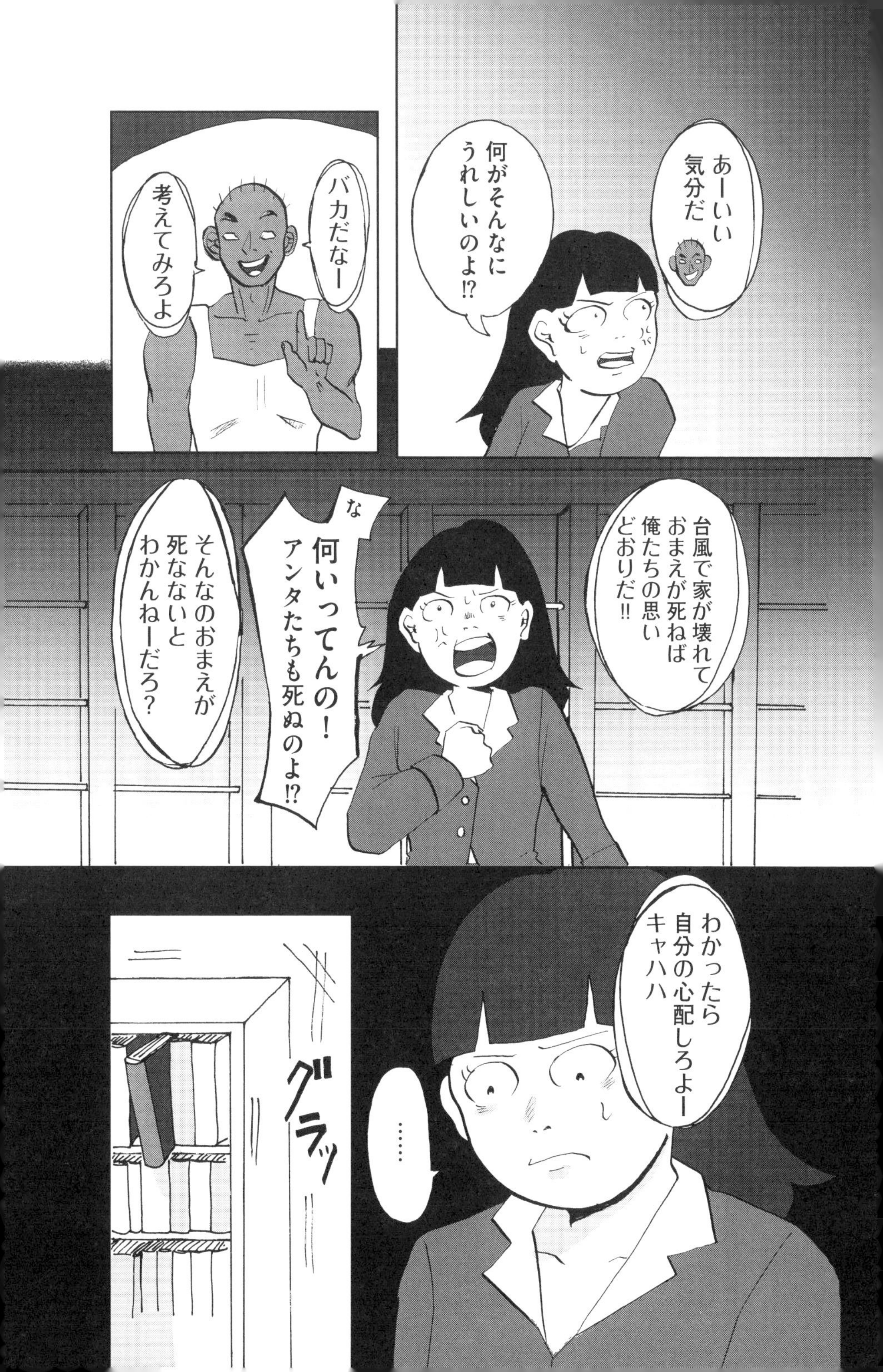
あーいい気分だ
何がそんなにうれしいのよ!?
バカだなー
考えてみろよ
台風で家が壊れておまえが死ねば俺たちの思いどおりだ!!
な
何いってんの! アンタたちも死ぬのよ!?
そんなのおまえが死なないとわかんねーだろ?
わかったら自分の心配しろよーキャハハ
……
グラッ

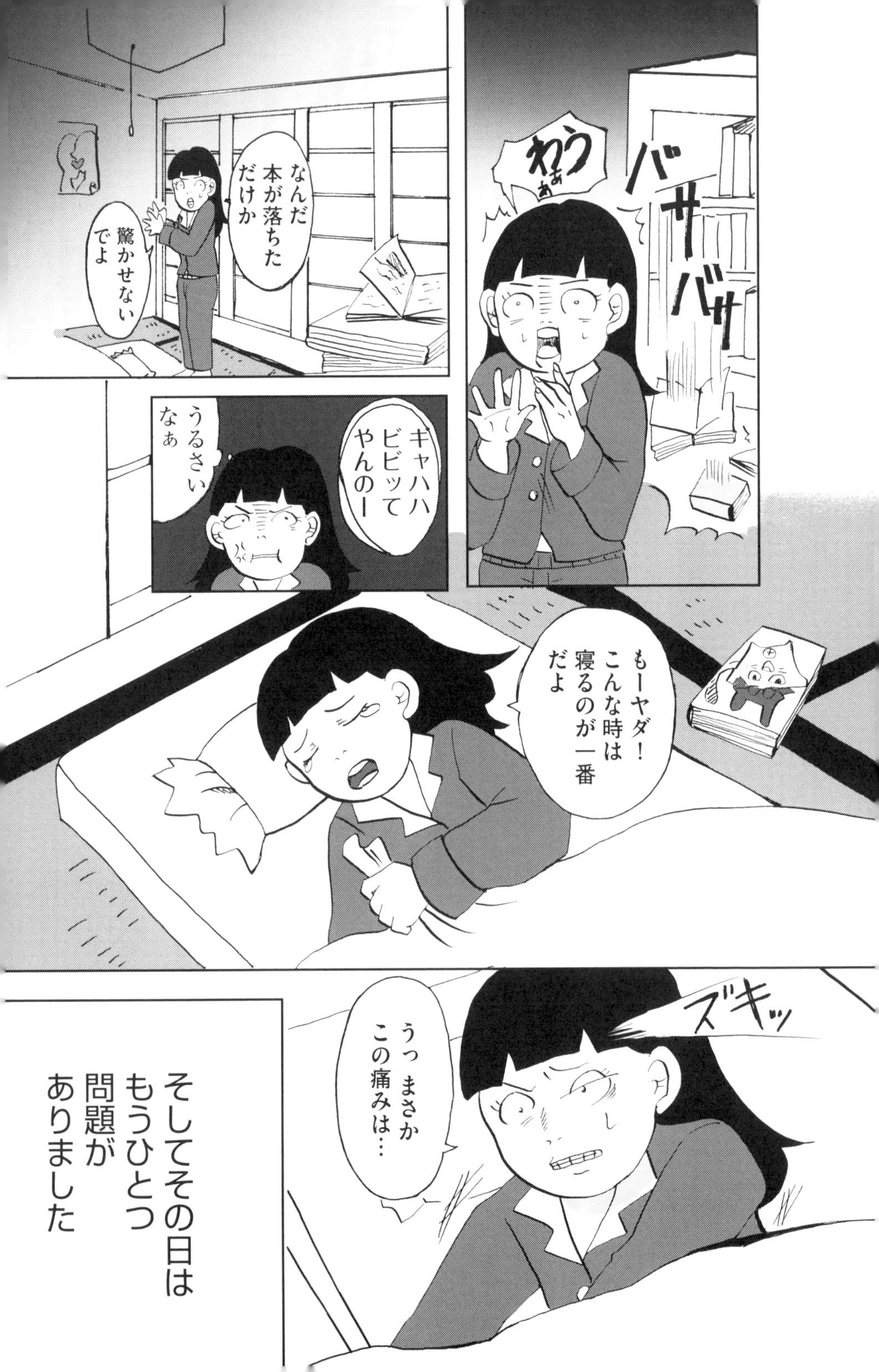

わうぁぁ
バサ
バサ
なんだ本が落ちただけか
驚かせないでよ
ギャハハビビッてやんのー
うるさいなぁ
もーヤダ！こんな時は寝るのが一番だよ
ズキッ
うっ まさかこの痛みは…
そしてその日はもうひとつ問題がありました

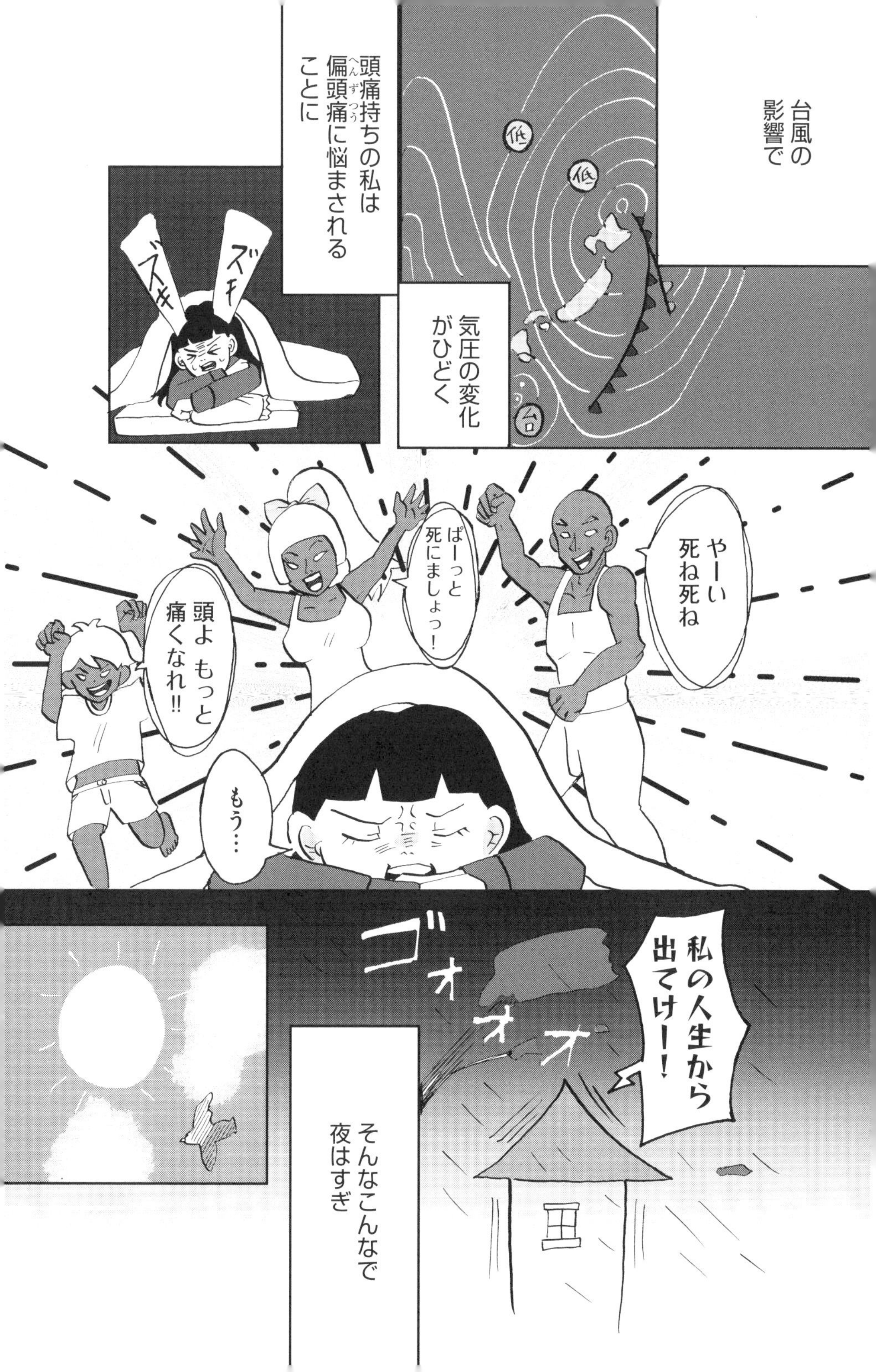

台風の影響で
気圧の変化がひどく
頭痛持ちの私は偏頭痛《へんずつう》に悩まされることに
ズキ
ズキ
やーい死ね死ね
ぱーっと死にましょっ!
頭よ もっと痛くなれ!!
もう…
私の人生から出てけー!
ゴォォォ
そんなこんなで夜はすぎ

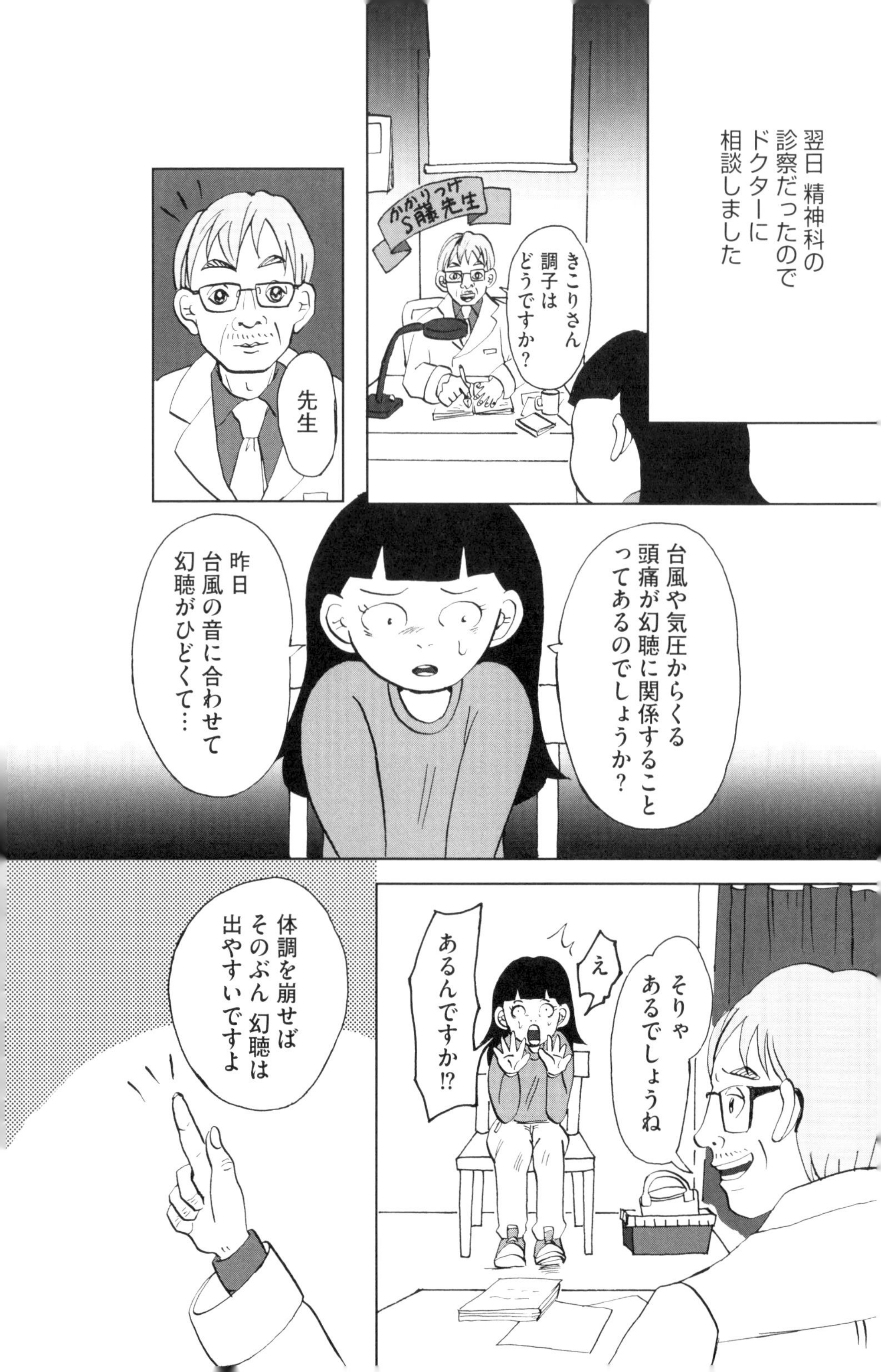
翌日 精神科の診察だったので ドクターに相談しました
かかりつけ S藤先生
きこりさん 調子は どうですか?
先生
台風や気圧からくる頭痛が幻聴に関係することってあるのでしょうか?
昨日 台風の音に合わせて幻聴がひどくて…
そりゃ あるでしょうね
え
あるんですか!?
体調を崩せば そのぶん 幻聴は 出やすいですよ

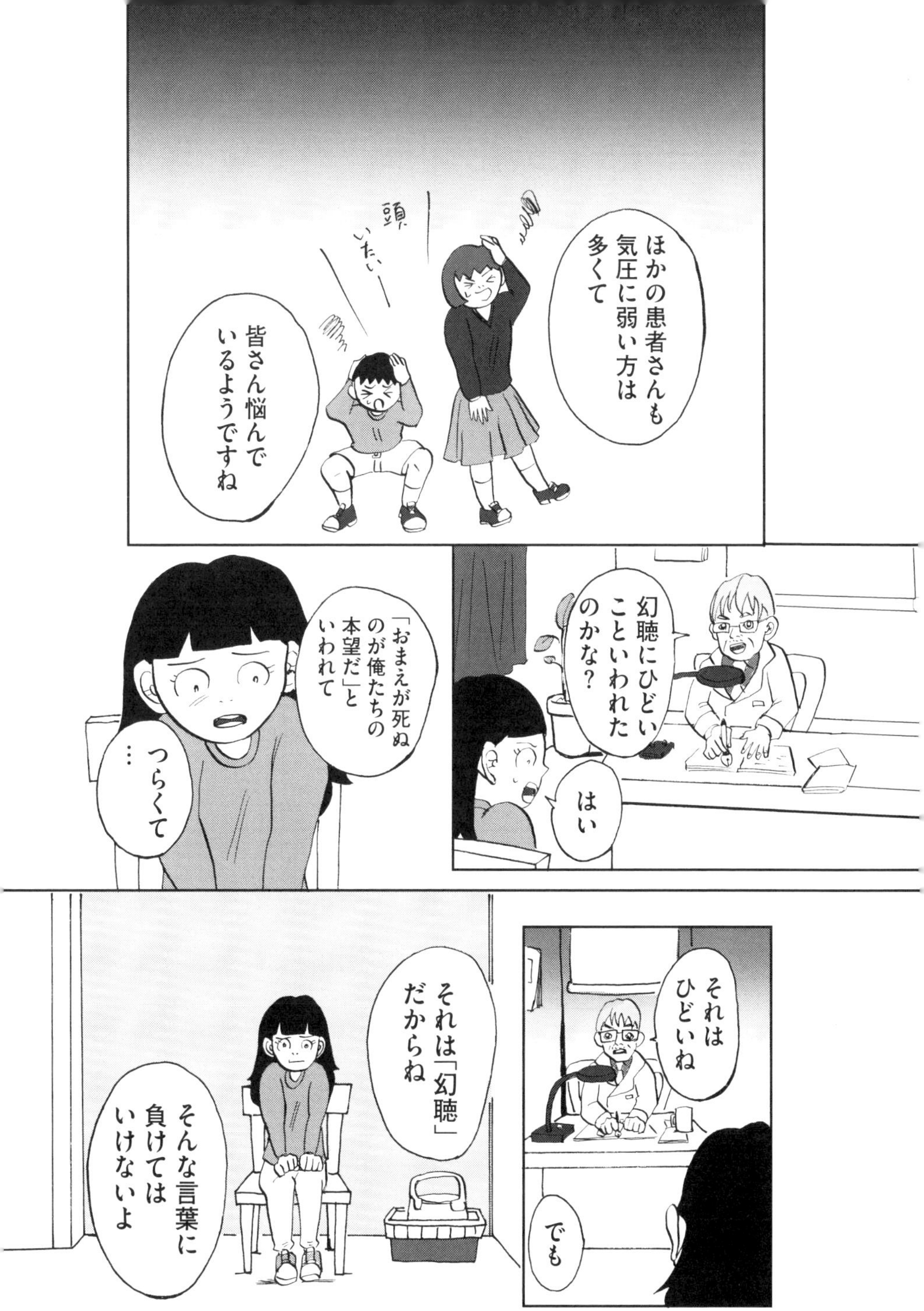
ほかの患者さんも気圧に弱い方は多くて
頭いたい
皆さん悩んでいるようですね
幻聴にひどいこといわれたのかな？
はい
「おまえが死ぬのが俺たちの本望だ」といわれて
つらくて…
それはひどいね
でも
それは「幻聴」だからね
そんな言葉に負けてはいけないよ

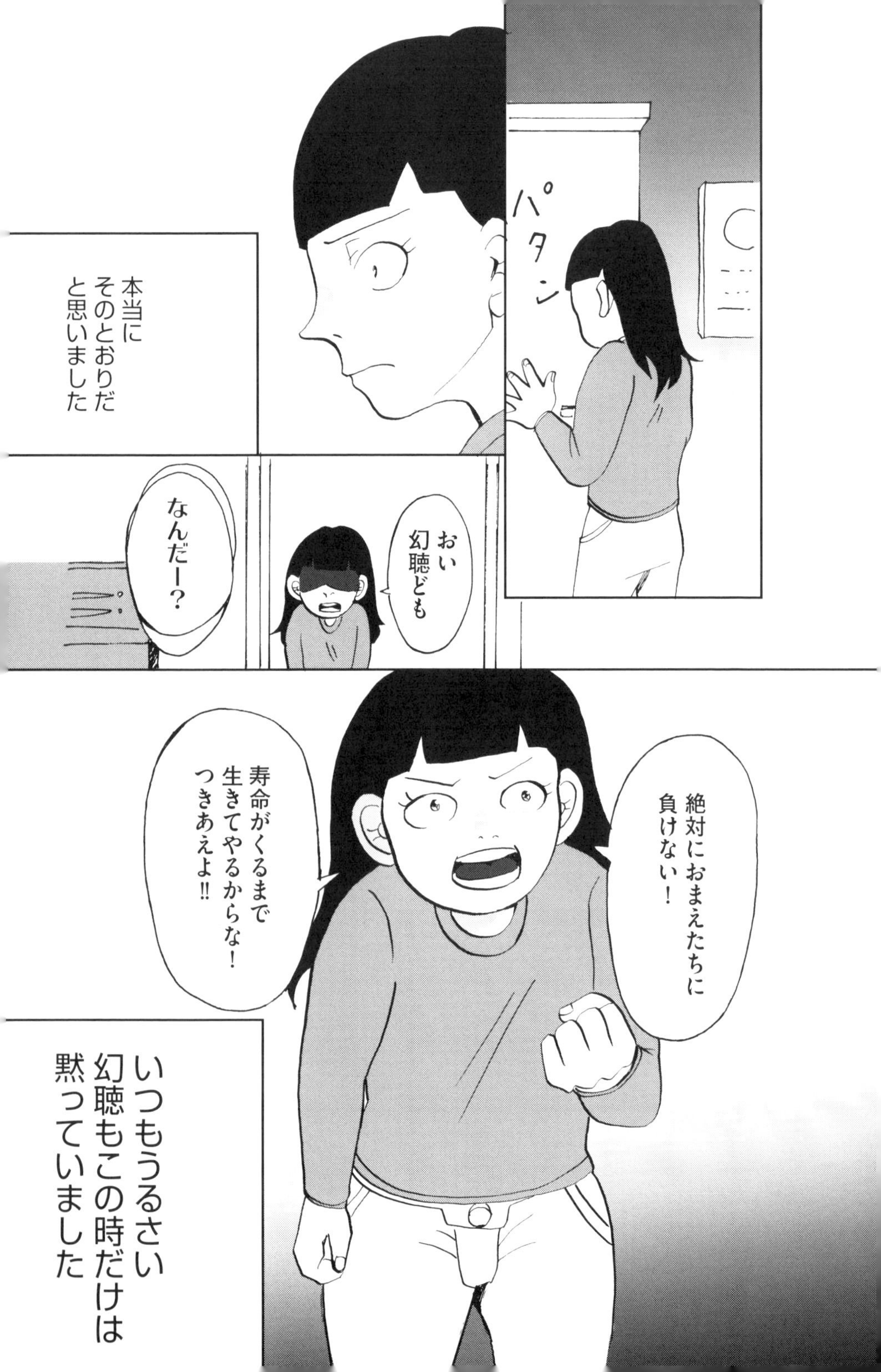
パタン
本当にそのとおりだと思いました
おい幻聴ども
なんだー?
絶対におまえたちに負けない!
寿命がくるまで生きてやるからな!つきあえよ!!
いつもうるさい幻聴もこの時だけは黙っていました

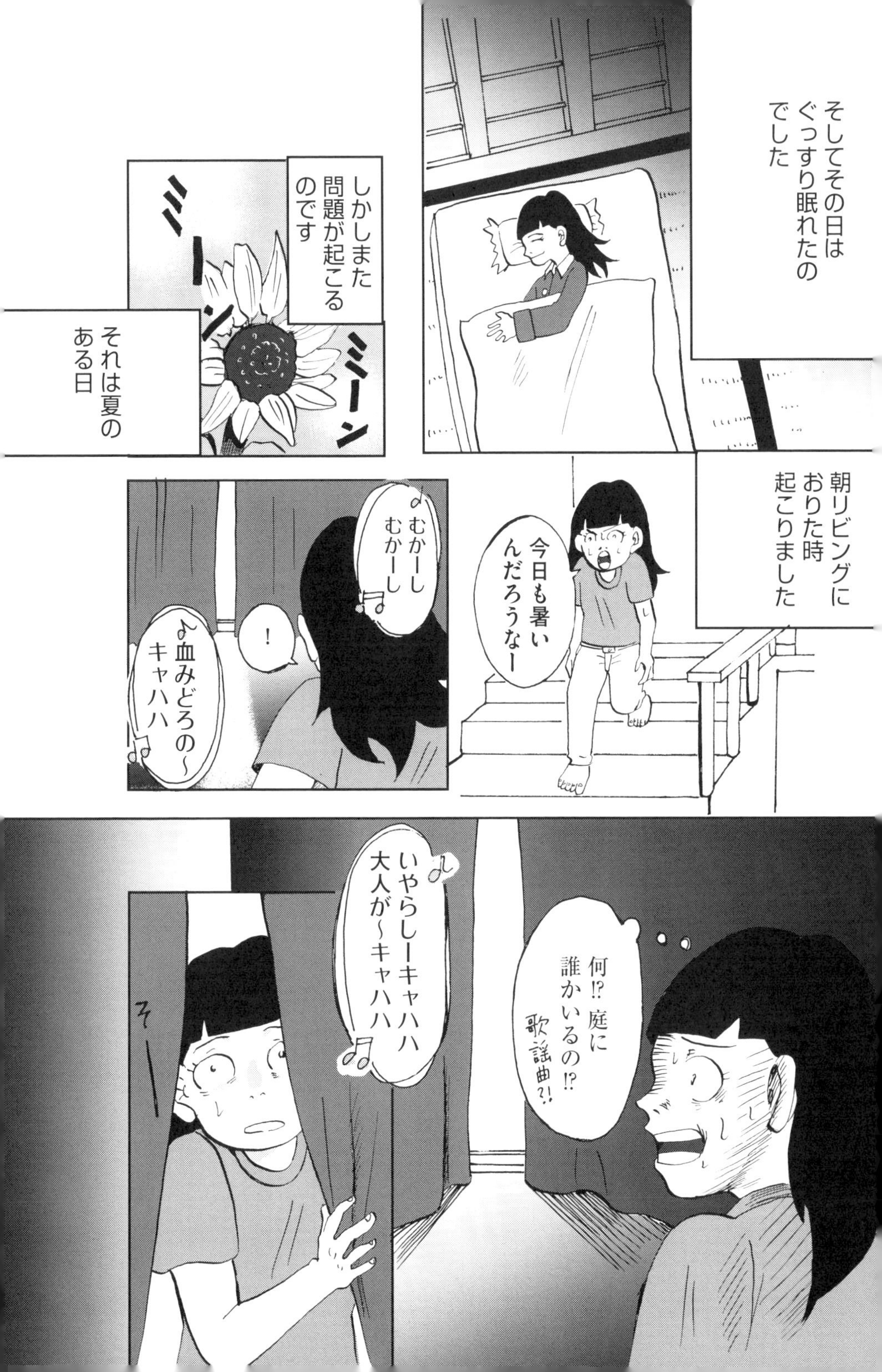
そしてその日はぐっすり眠れたのでした
ミーン
しかしまた問題が起こるのです
ミーン
それは夏のある日
朝リビングにおりた時起こりました
今日も暑いんだろうなー
むかーしむかーし
!
♪血みどろの〜キャハハハ
何⁉ 庭に誰かいるの⁉ 歌謡曲?!
いやらしーキャハハハ
大人が〜キャハハハ
そー

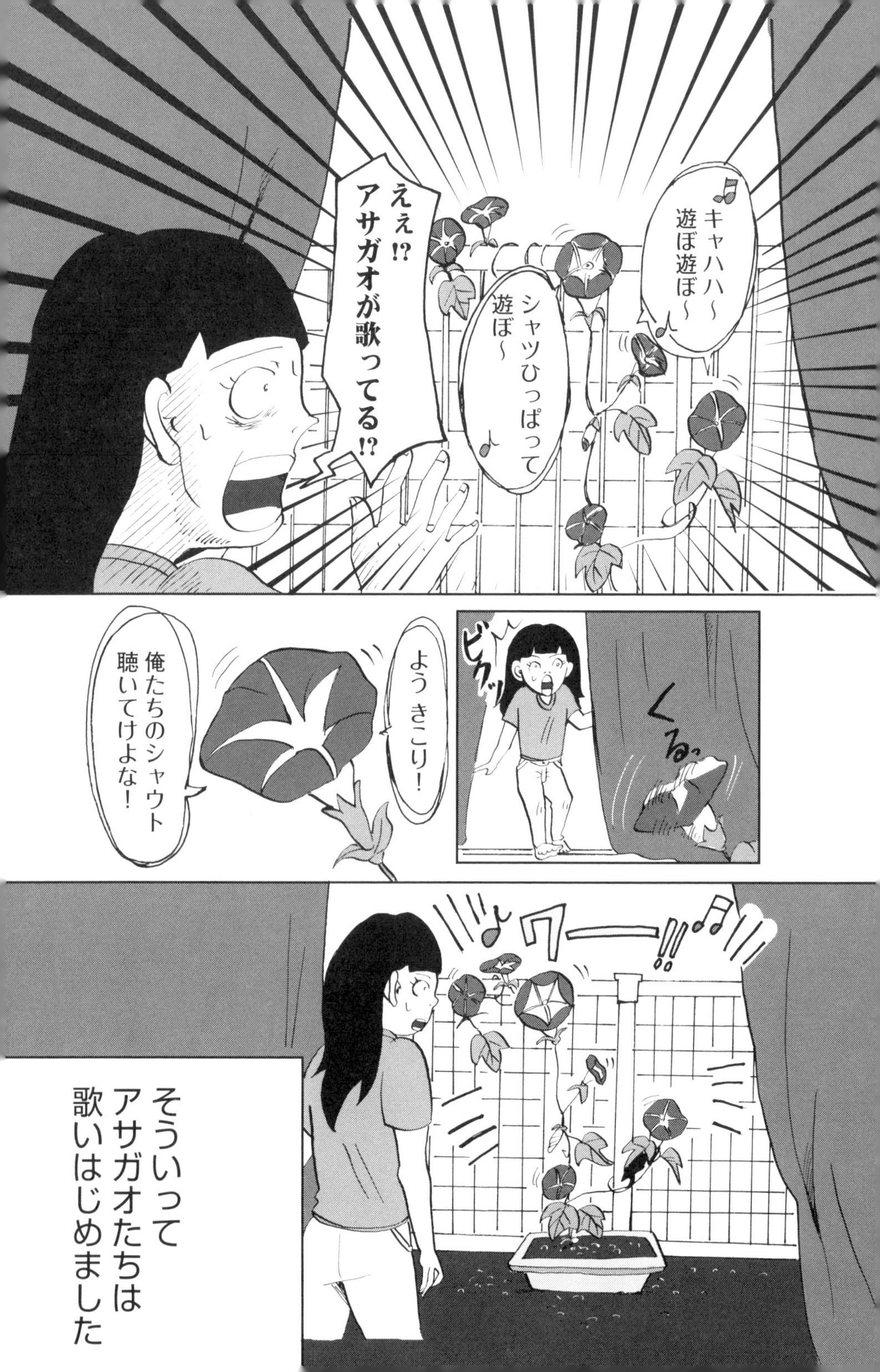
♪キャハハ～
遊ぼ遊ぼ～♪
シャツひっぱって
遊ぼ～♪
ええ!?
アサガオが歌ってる!?
ビクッ
くるっ
よう きこり!
俺たちのシャウト
聴いてけよな!
♪ワー!!♪
そういって
アサガオたちは
歌いはじめました

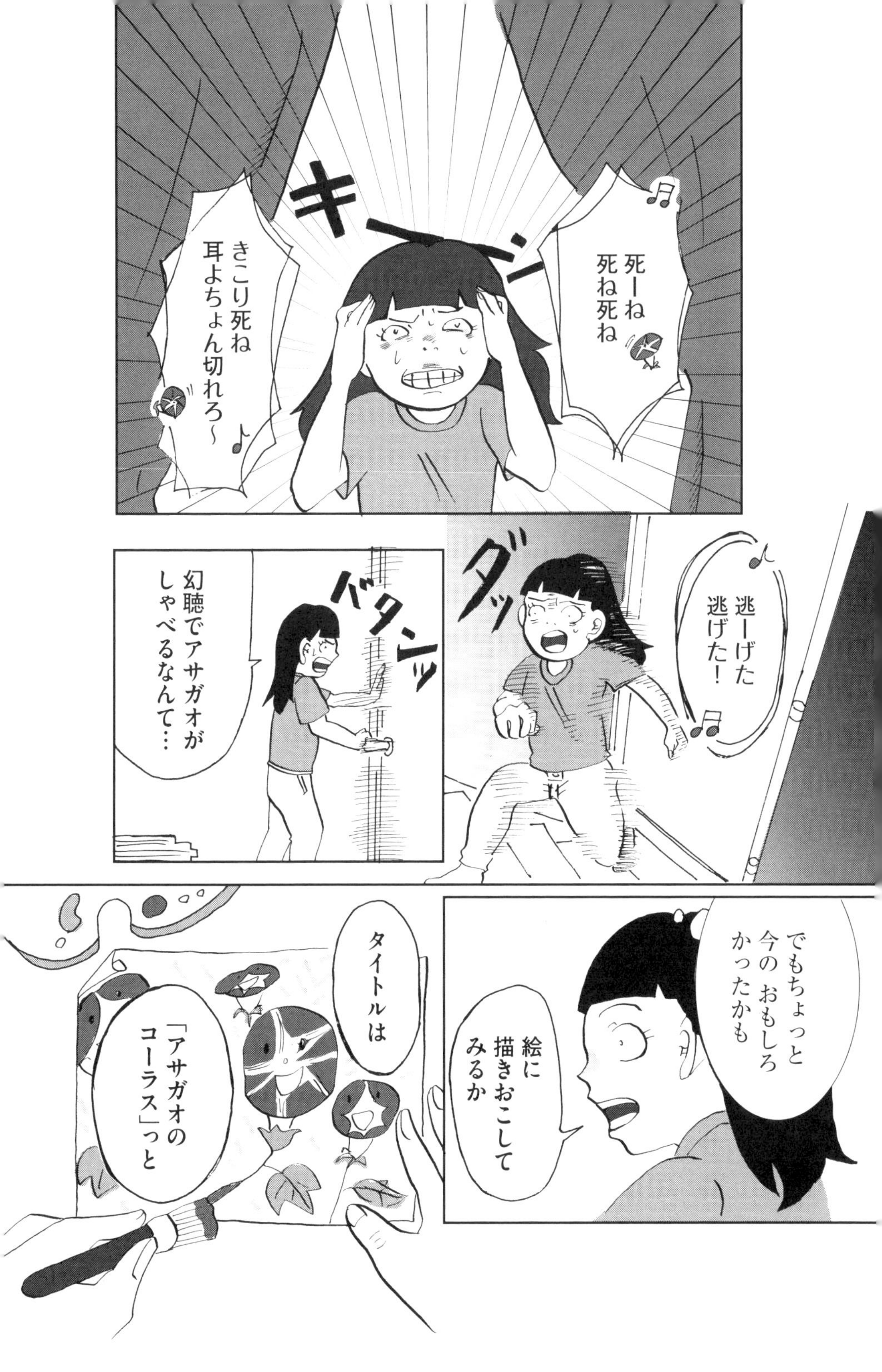
死ーね
死ね死ね
キーン
きこり死ね
耳よちょん切れろ〜
逃ーげた
逃げた！
ダッ
バタンッ
幻聴でアサガオがしゃべるなんて…
でもちょっと今のおもしろかったかも
絵に描きおこしてみるか
タイトルは
「アサガオのコーラス」っと

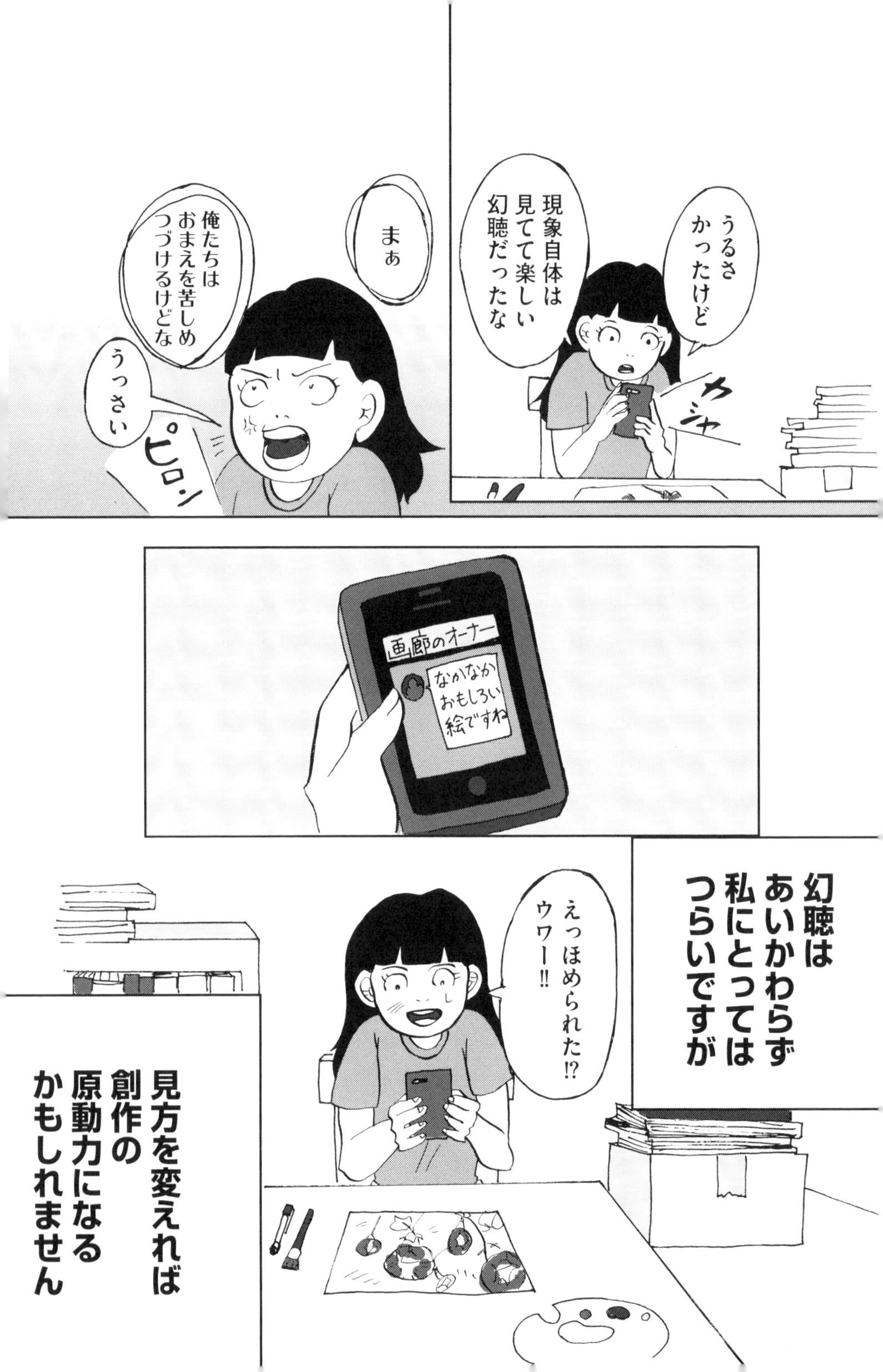
うるさかったけど
現象自体は見てて楽しい幻聴だったな
カシャ
まぁ
俺たちはおまえを苦しめつづけるけどな
うっさい
ピロン
画廊のオーナー
なかなかおもしろい絵ですね
幻聴はあいかわらず私にとってはつらいですが
えっほめられた!? ウワー!!
見方を変えれば創作の原動力になるかもしれません

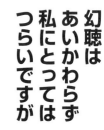

精神科医へのQ＆A

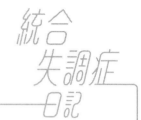

回答：紫藤昌彦先生

医学博士／精神保健指定医／精神科専門医・指導医
医療法人社団コスモス会　紫藤クリニック院長
国立国際医療センター、久里浜アルコール症センター等で
精神医学の臨床や研究に従事。
また、外務省医務官（在ヨルダン日本大使館）、
最高裁診療所嘱託医、保健所予防課長、
早稲田大学保健センター相談医等の経験もあり、
国際保健、職域保健、地域保健、
学校保健の分野にも広く関わる。

https://www.shido-clinic.com/

1 統合失調症患者の就職

Q1 統合失調症の患者さんの就労状況を教えてください。

私の診療所の場合ですが、障害者雇用も含めて一般企業で就労している人は約20％、福祉的就労（就労支援施設などで福祉サービスを受けながら働くこと）をしている人は約30％です。半数程度の人は働きに出ていませんが、家業や家事の手伝いをしている人や主婦の方もいますので、全体の70％くらいの人は、なんらかの仕事をしていると思います。

しかし、これは医療機関の立地（都会か地方か）や性質（どんな患者さんを扱っているか）によっても異なると思います。

Q2 統合失調症の方が働く時に、困難だと思われること、気をつけることはありますか？

がんばりすぎない、無理をしない、余裕を持った計画を立てる、短時間からスタートするなどが大切だと思います。

ただ、精神状態の悪い時、働くことにあせりを感じている時、大きな悩みを抱えている時、体調が良くない時は無理に働かないほうが良いと思います。

統合失調症患者の就職

Q3
どんな作業・環境が向いていると思いますか?

パターン化した単純作業が向いていると思います。人間関係が良好で、相談しやすい人が身近にいる環境が望ましいですね。

Q4
障害者雇用と一般雇用の差はなんですか?

一概にはいえませんが、一般雇用にはさまざまな仕事があり、中には専門的・技術的な仕事もありますので、能力があって病状が安定していれば、多くの給料をもらえる人もいます。それに比べて、障害者雇用は単純作業が多いこと、短時間勤務が多いことなどから、給与水準は一般雇用より低くなります。しかし、何より病状の安定が大切ですから、その人の能力や病状に見合った働き方をすることが重要です。

Q5
患者さんが「働きたい」と相談してきた場合、どのような指示をされますか?

症状が安定していても、それまで仕事に就いていなかった人が、いきなり働くのは無理があります。まずは働く練習をしましょう。簡単なアルバイト程度から徐々に慣らしていくのも良いと思いますし、就労支援施設で職業指導員の下、職業訓練を受けることもおすすめです。

Chapter.5
家族のこと その1

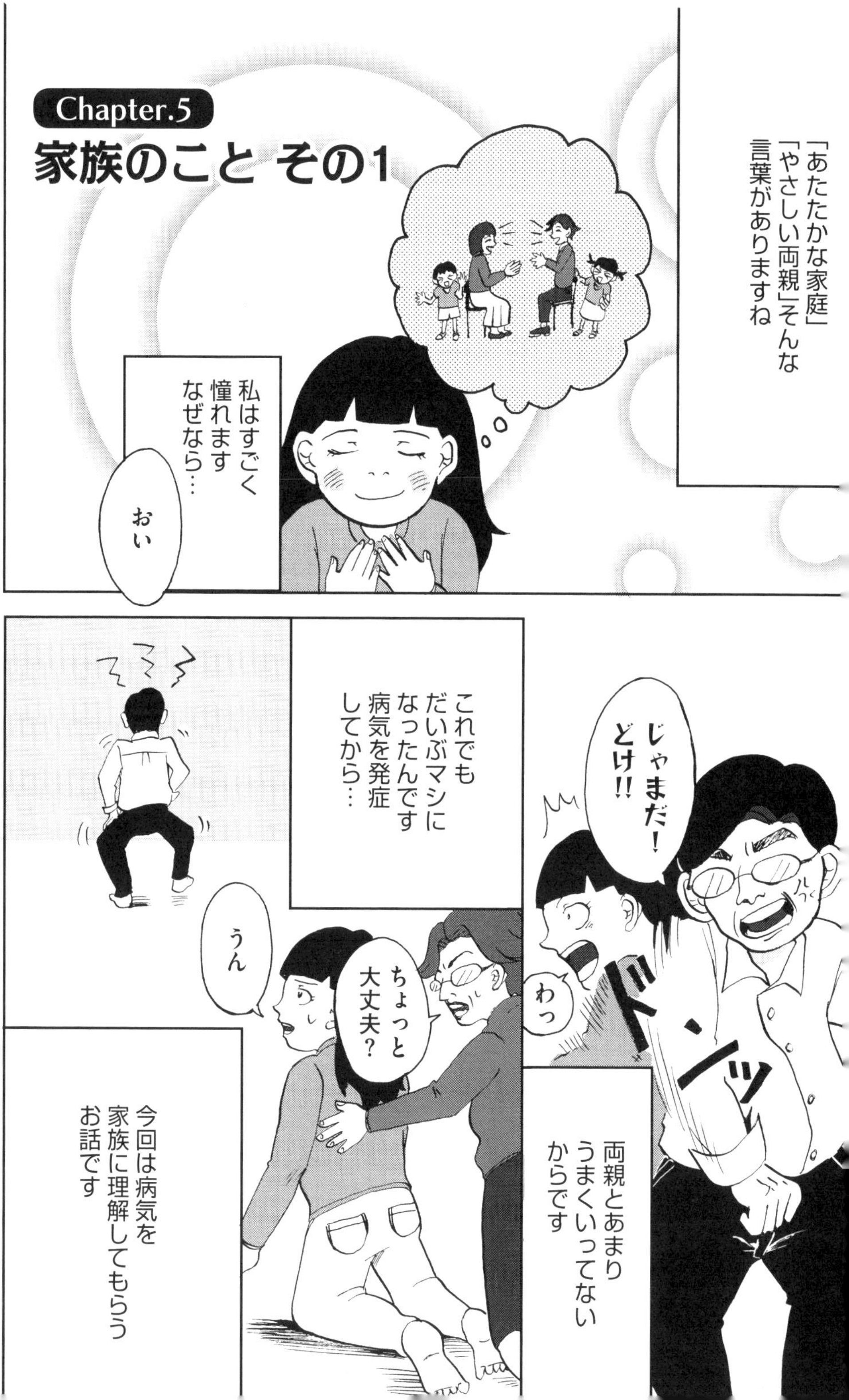
「あたたかな家庭」「やさしい両親」そんな言葉がありますね
私はすごく憧れます なぜなら…
おい
じゃまだ！どけ!!
わっ
ドンッ
両親とあまりうまくいってないからです
これでもだいぶマシになったんです 病気を発症してから…
ちょっと大丈夫？
うん
今回は病気を家族に理解してもらうお話です

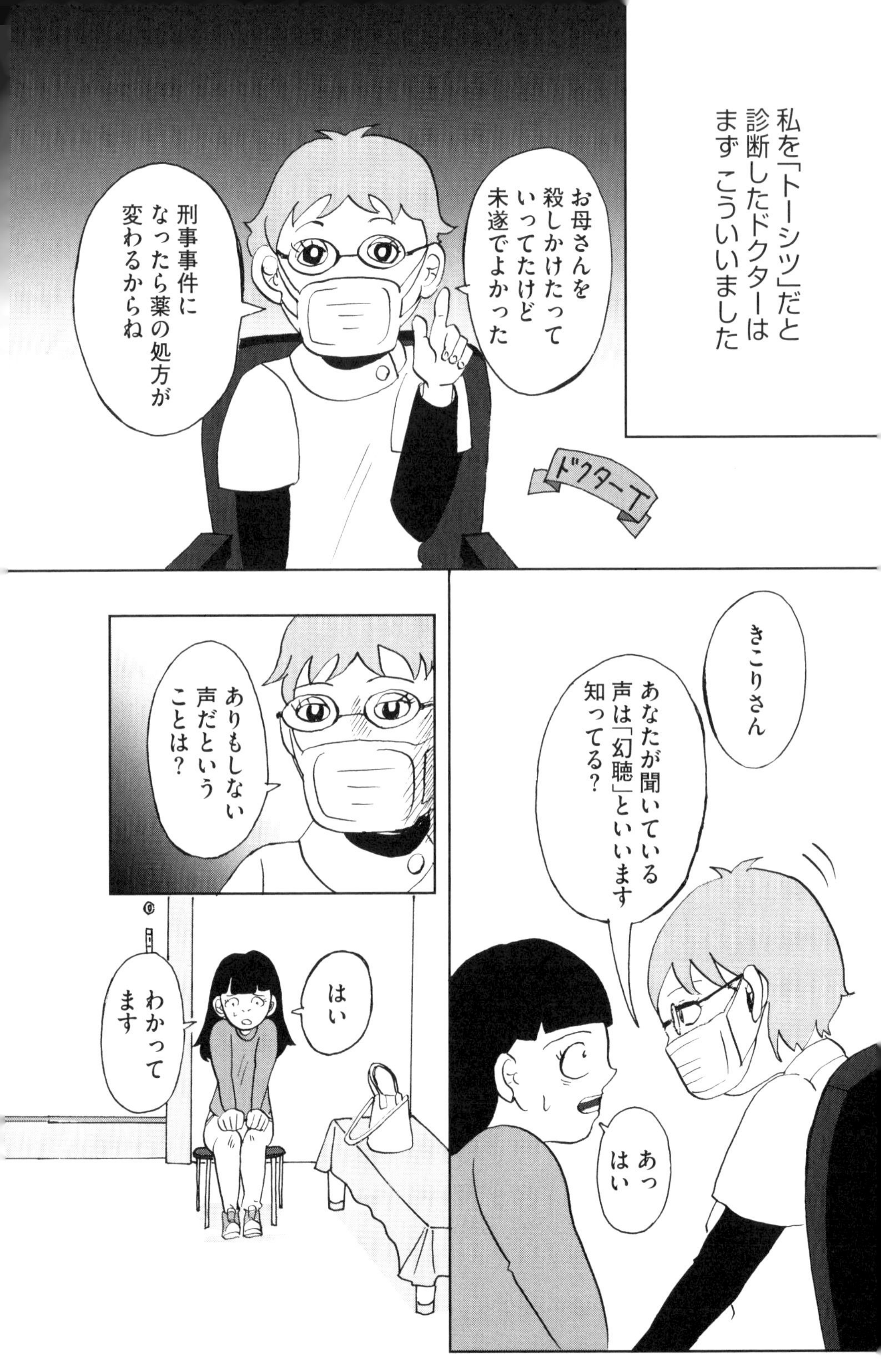
私を「トーシツ」だと診断したドクターはまず こういいました
お母さんを殺しかけたっていってたけど未遂でよかった
刑事事件になったら薬の処方が変わるからね
ドクターT
きこりさん
あなたが聞いている声は「幻聴」といいます知ってる?
あっ はい
ありもしない声だということは?
はい
わかってます

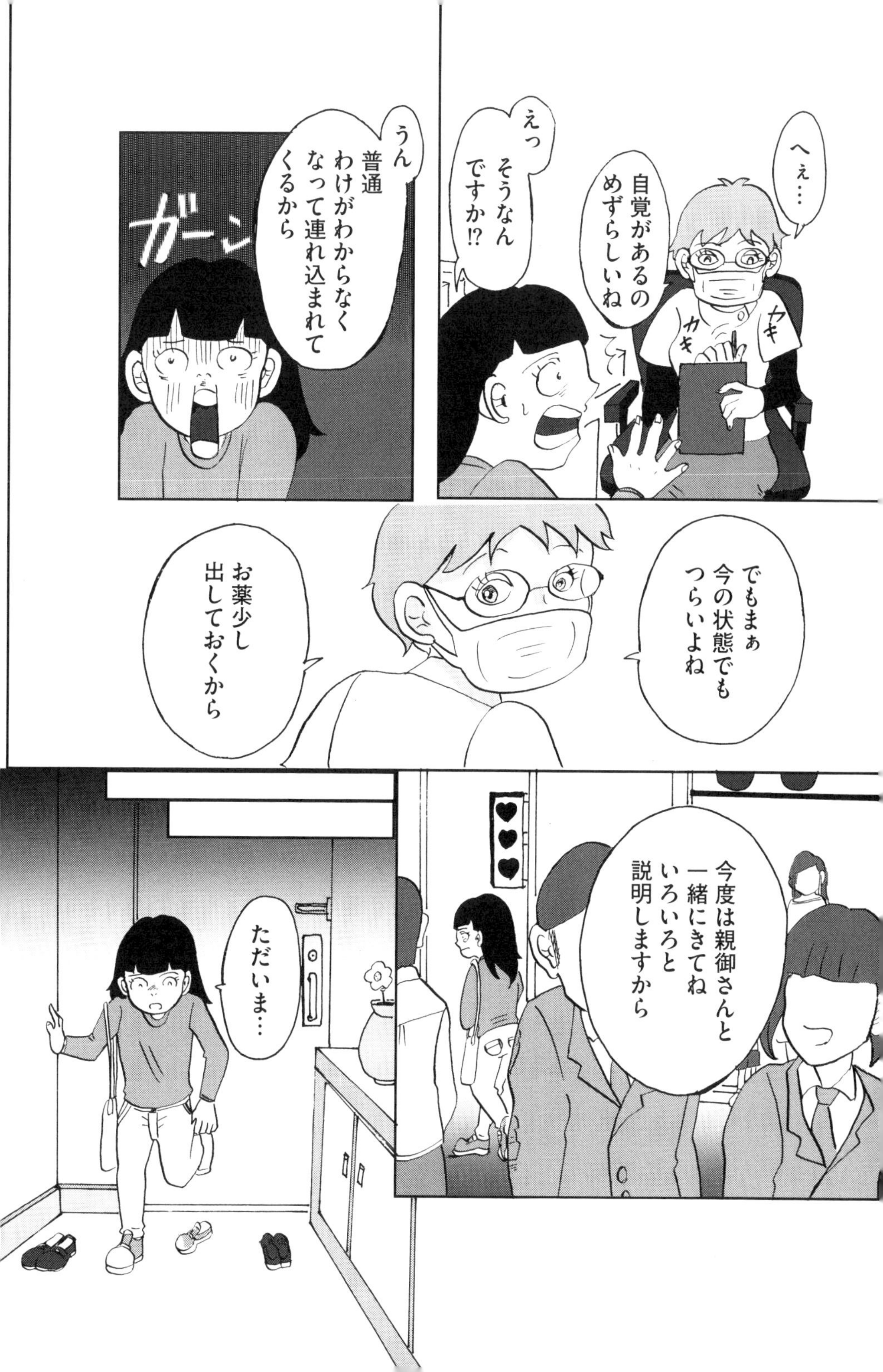
へぇ…
自覚があるのめずらしいね
カキ
カキ
えっ そうなんですか⁉
うん 普通わけがわからなくなって連れ込まれてくるから
ガーン
でもまぁ今の状態でもつらいよね
お薬少し出しておくから
今度は親御さんと一緒にきてねいろいろと説明しますから
ただいま…

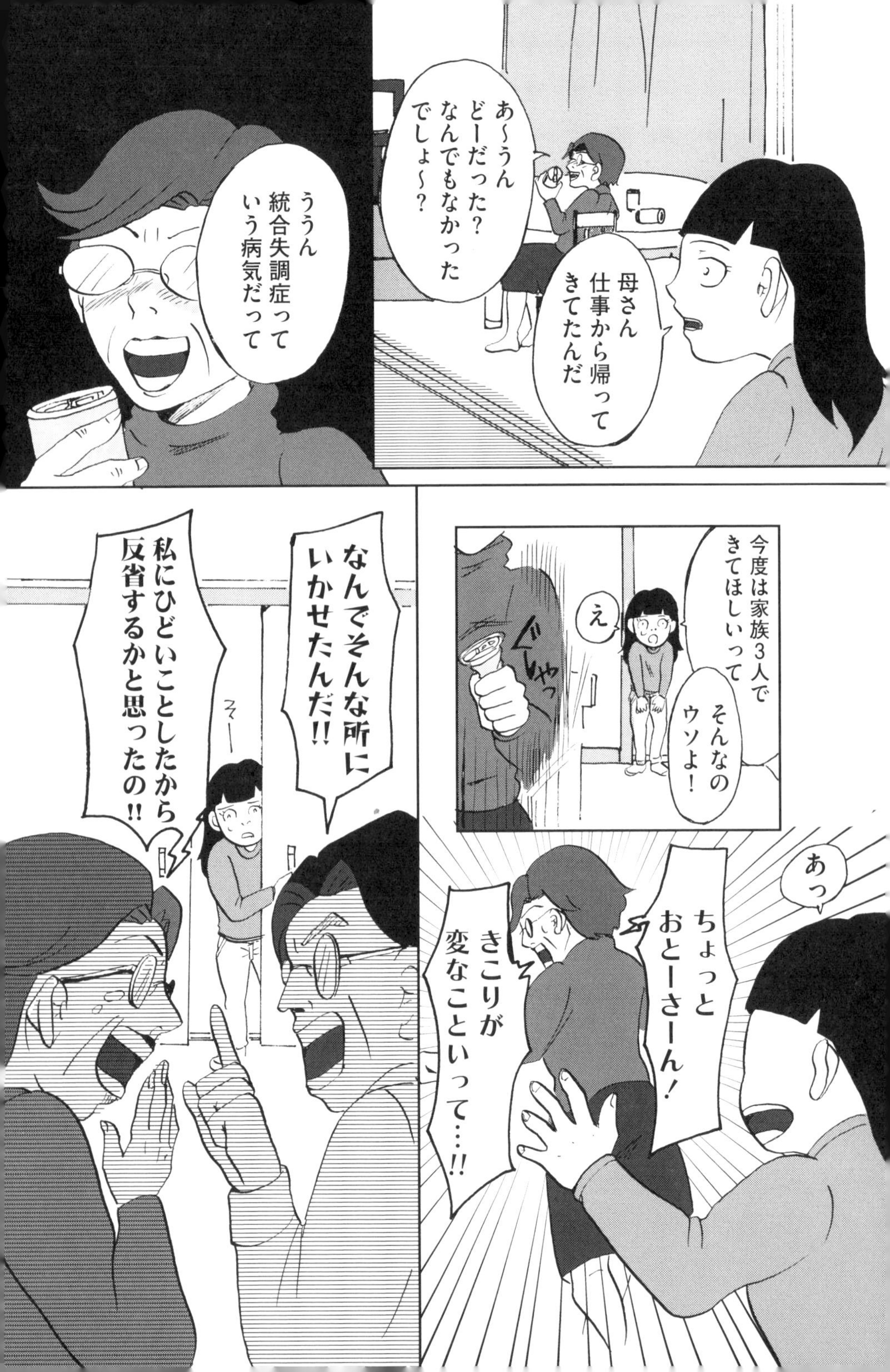
母さん
仕事から帰って
きてたんだ
あ～うん
どーだった？
なんでもなかった
でしょ～？
ううん
統合失調症って
いう病気だって
今度は家族3人で
きてほしいって
え
ぐしゃっ
そんなの
ウソよ！
あっ
ちょっと
おとーさーん！
きこりが
変なことといって…!!
なんでそんな所に
いかせたんだ!!
そー
私にひどいことしたから
反省するかと思ったの!!

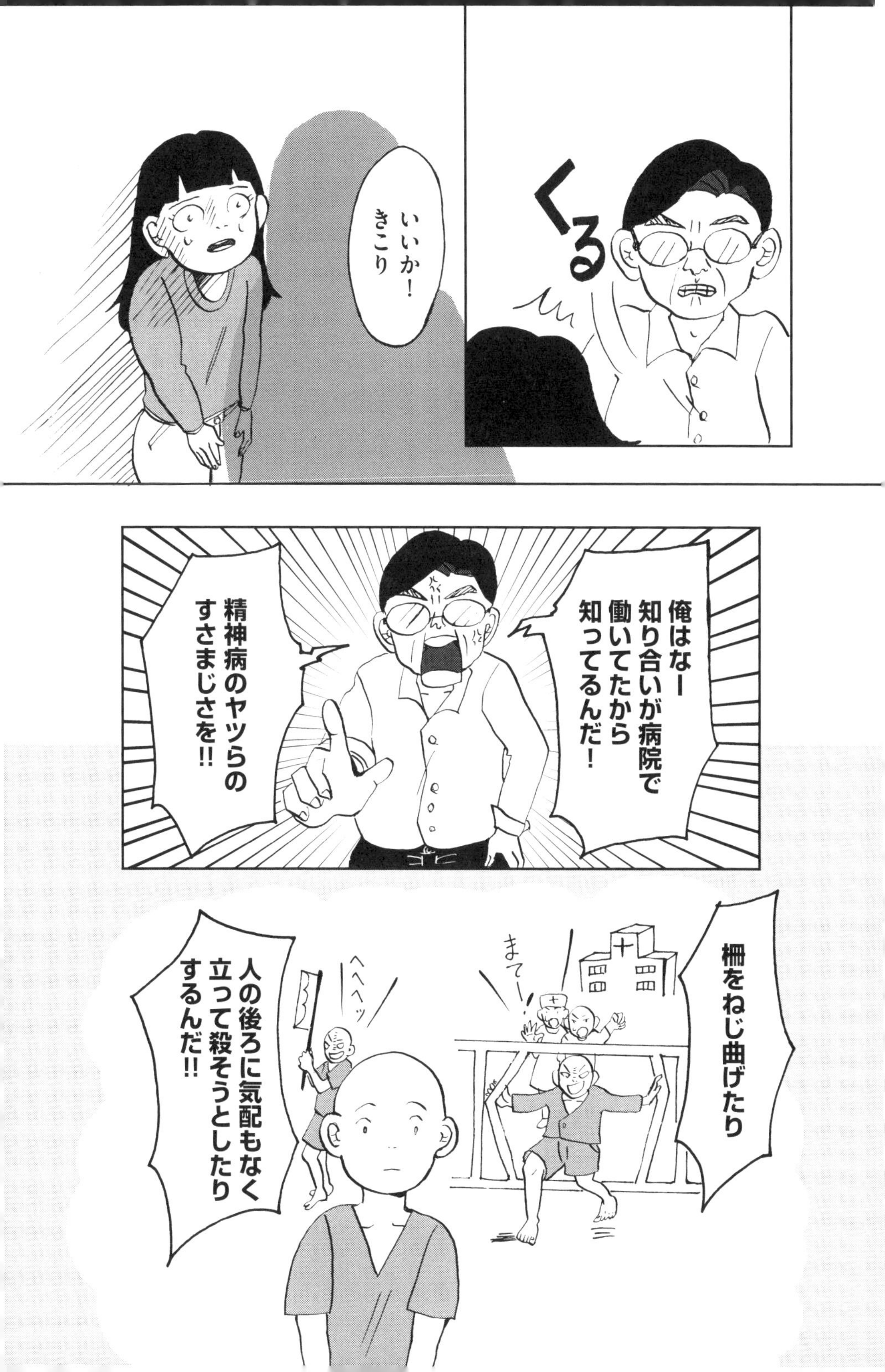
くる
いいか！
きこり
俺はなー
知り合いが病院で
働いてたから
知ってるんだ！
精神病のヤツらの
すさまじさを!!
柵をねじ曲げたり
まてー！
へへへッ
人の後ろに気配もなく
立って殺そうとしたり
するんだ!!

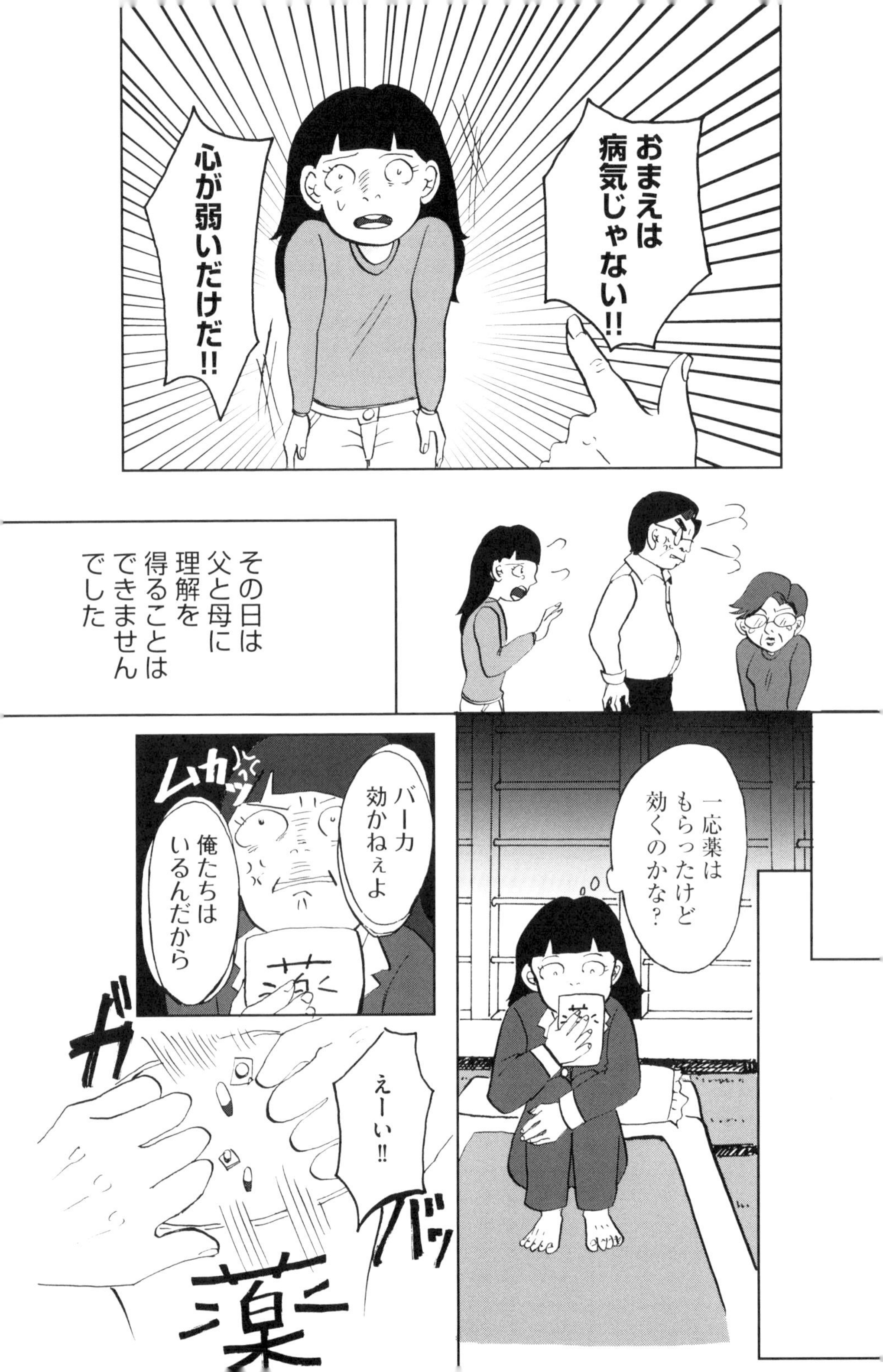
おまえは病気じゃない!!
心が弱いだけだ!!
その日は父と母に理解を得ることはできませんでした
一応薬はもらったけど効くのかな？
ムカッ
バーカ効かねぇよ
俺たちはいるんだから
薬
ガ
えーい!!
バッ
薬

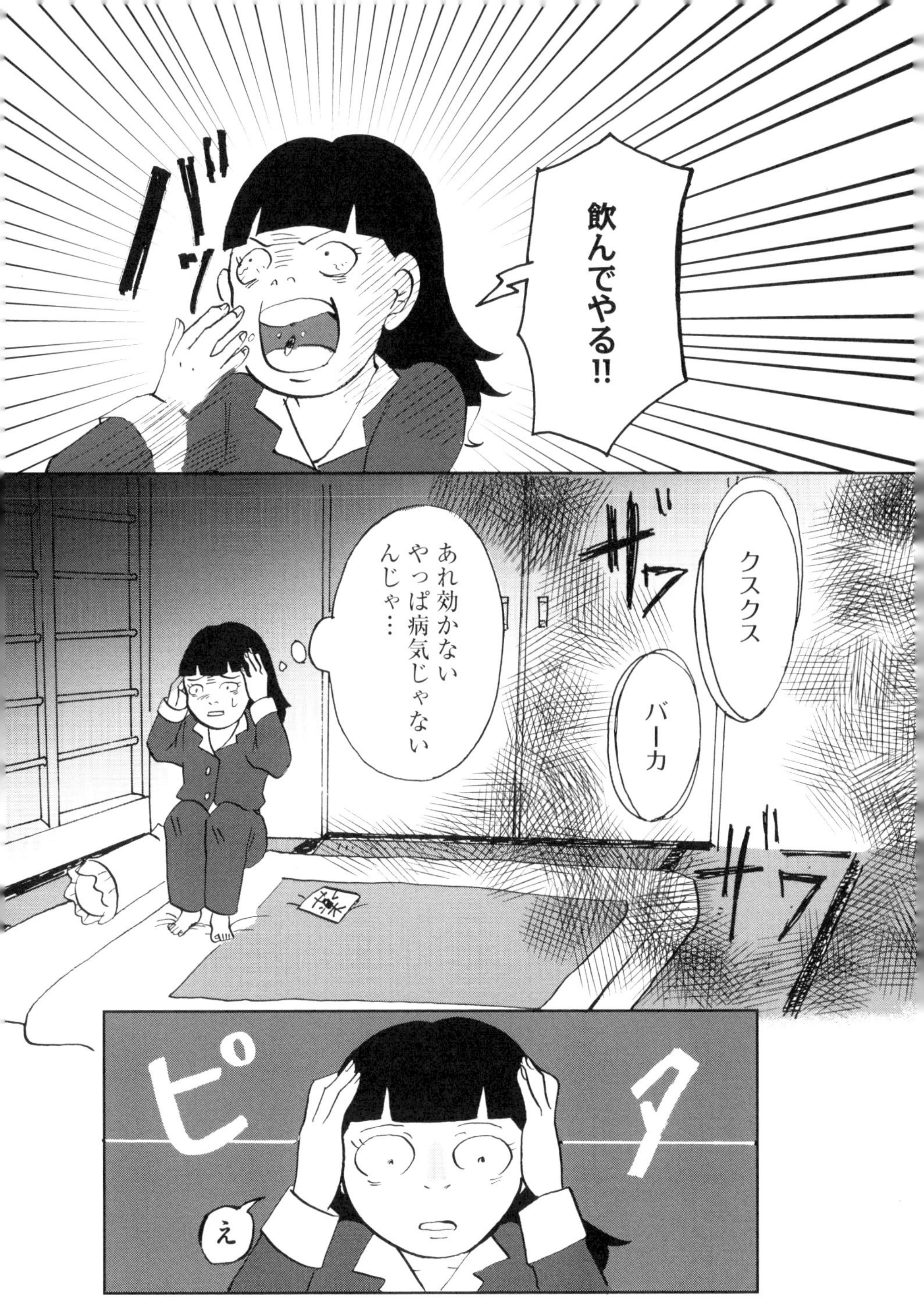

飲んでやる!!
バッ
ザワ
クスクス
バーカ
ザワ
あれ効かないやっぱ病気じゃないんじゃ…
ピタ
え

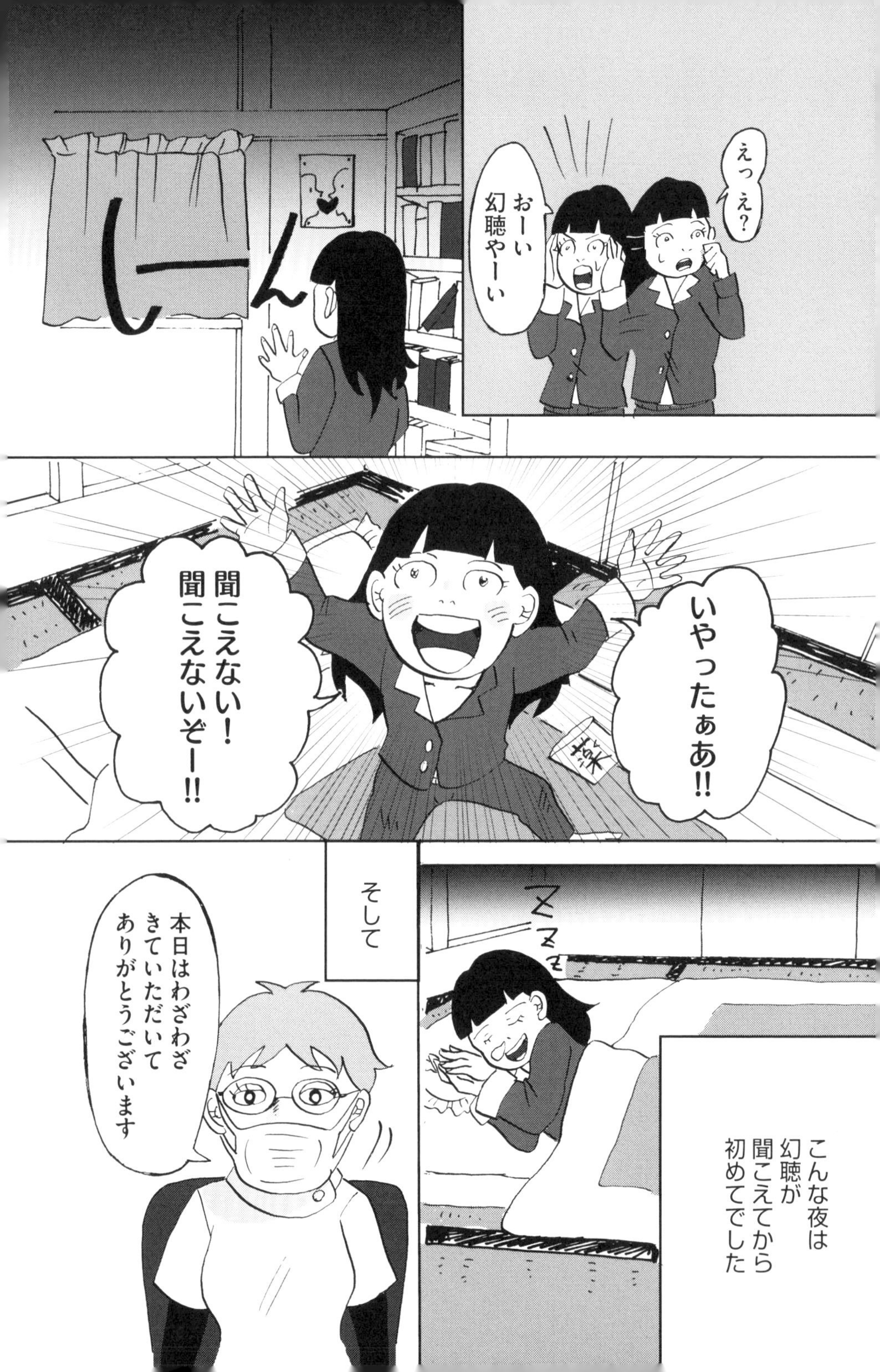
えっ え?
おーい 幻聴やーい
しーん
いやったぁあ!!
聞こえない! 聞こえないぞー!!
薬
そして
こんな夜は 幻聴が 聞こえてから 初めてでした
本日はわざわざ きていただいて ありがとうございます

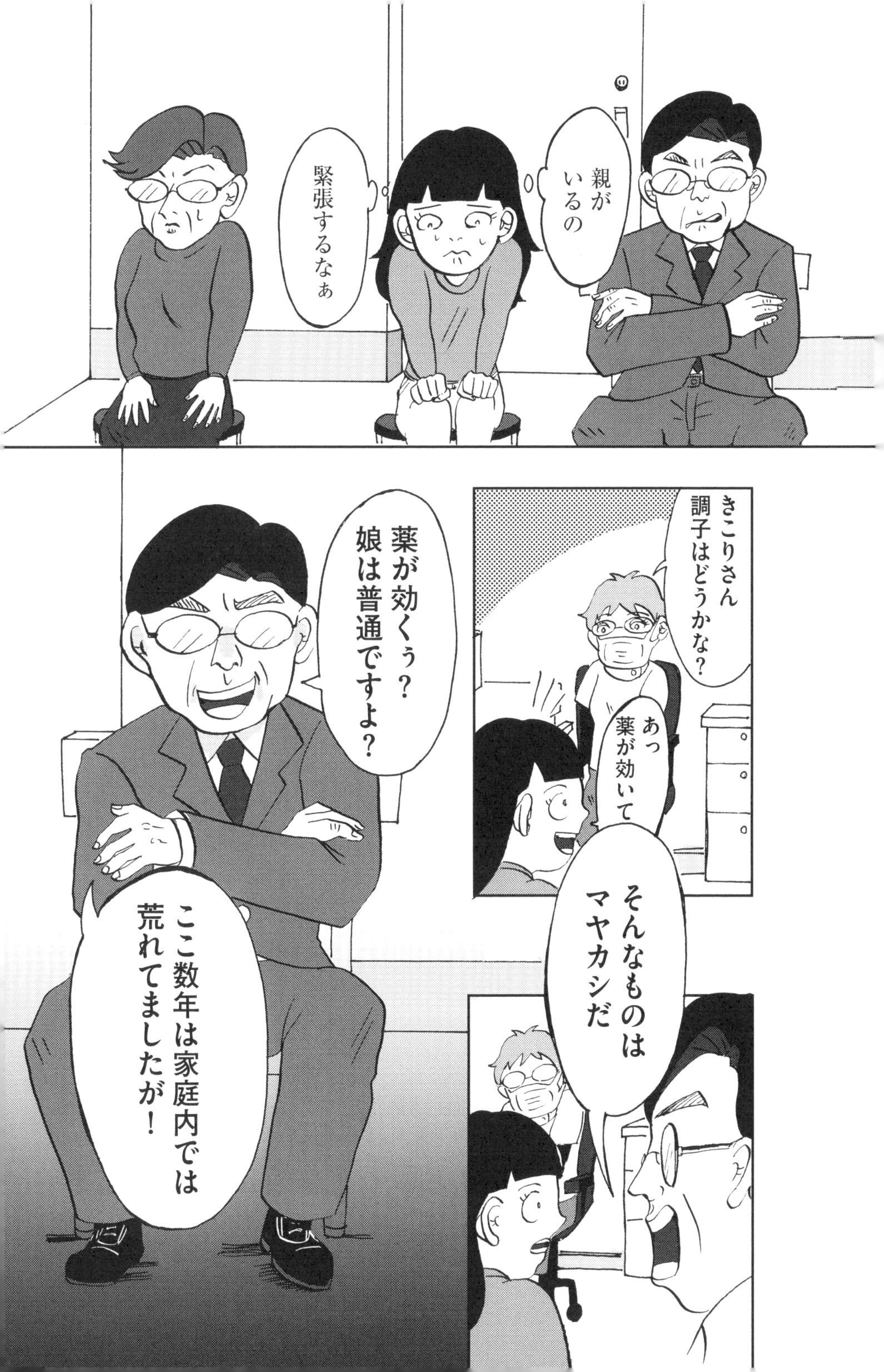

親がいるの
緊張するなぁ
きこりさん調子はどうかな?
あっ薬が効いて
そんなものはマヤカシだ
薬が効くぅ? 娘は普通ですよ?
ここ数年は家庭内では荒れてましたが!

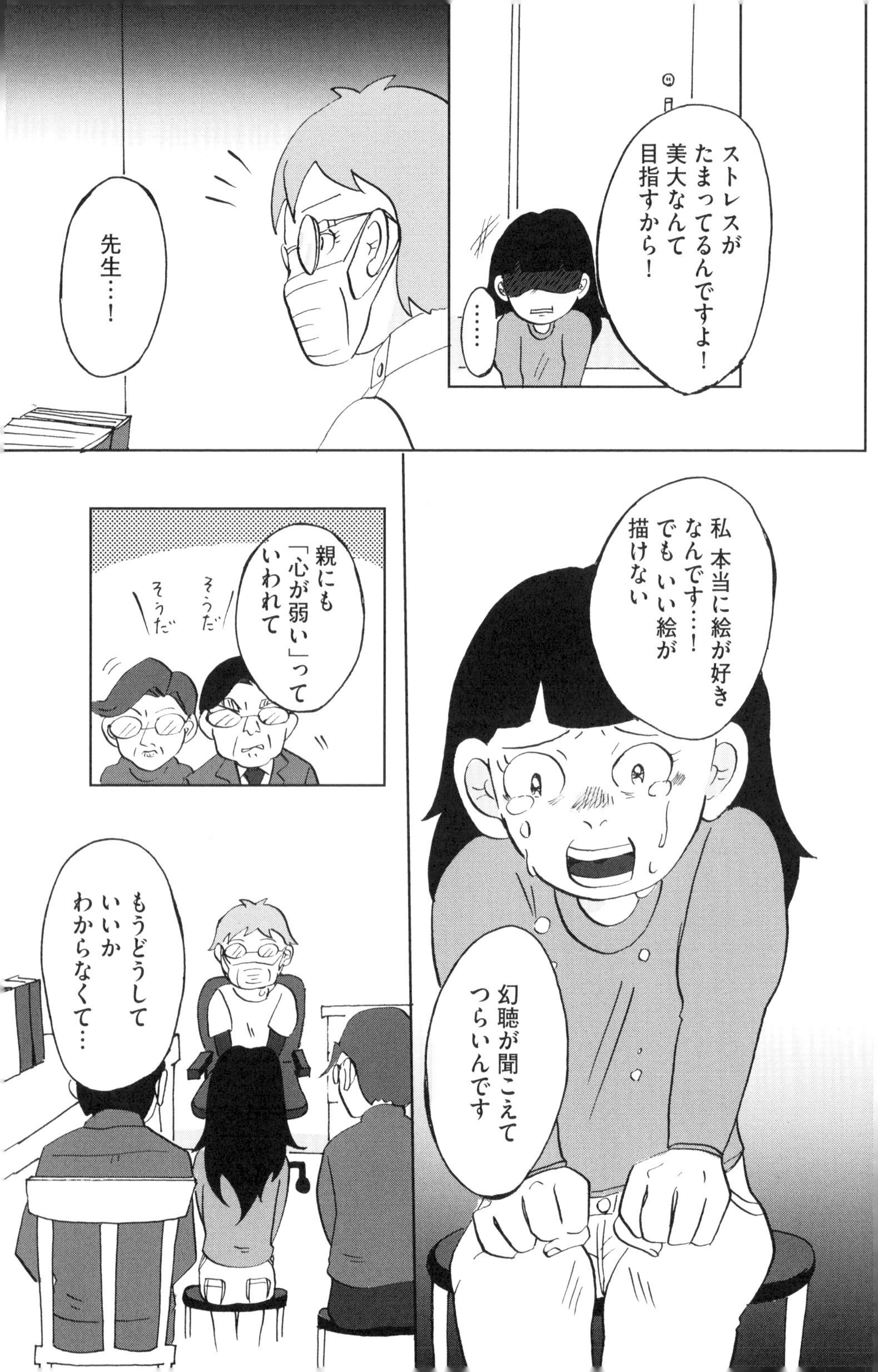
ストレスがたまってるんですよ！美大なんて目指すから！
……
先生…！
私 本当に絵が好きなんです…！でも いい絵が描けない
親にも「心が弱い」っていわれて
そうだ
そうだ
もうどうしていいかわからなくて…
幻聴が聞こえてつらいんです

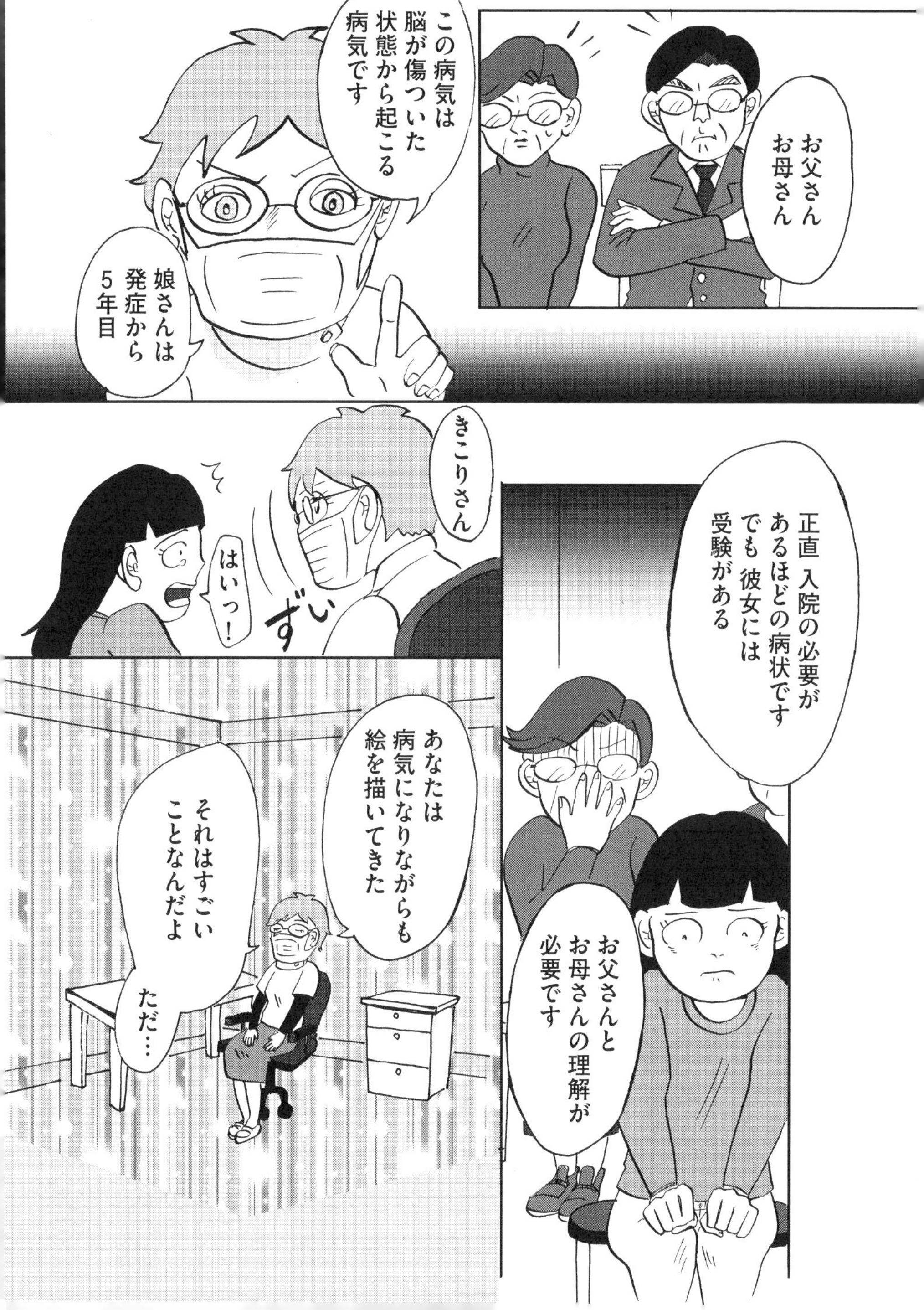
お父さん
お母さん
この病気は
脳が傷ついた
状態から起こる
病気です
娘さんは
発症から
5年目
きこりさん
はいっ！
ずい
あなたは
病気になりながらも
絵を描いてきた
それはすごい
ことなんだよ
ただ…
正直 入院の必要が
あるほどの病状です
でも 彼女には
受験がある
お父さんと
お母さんの理解が
必要です

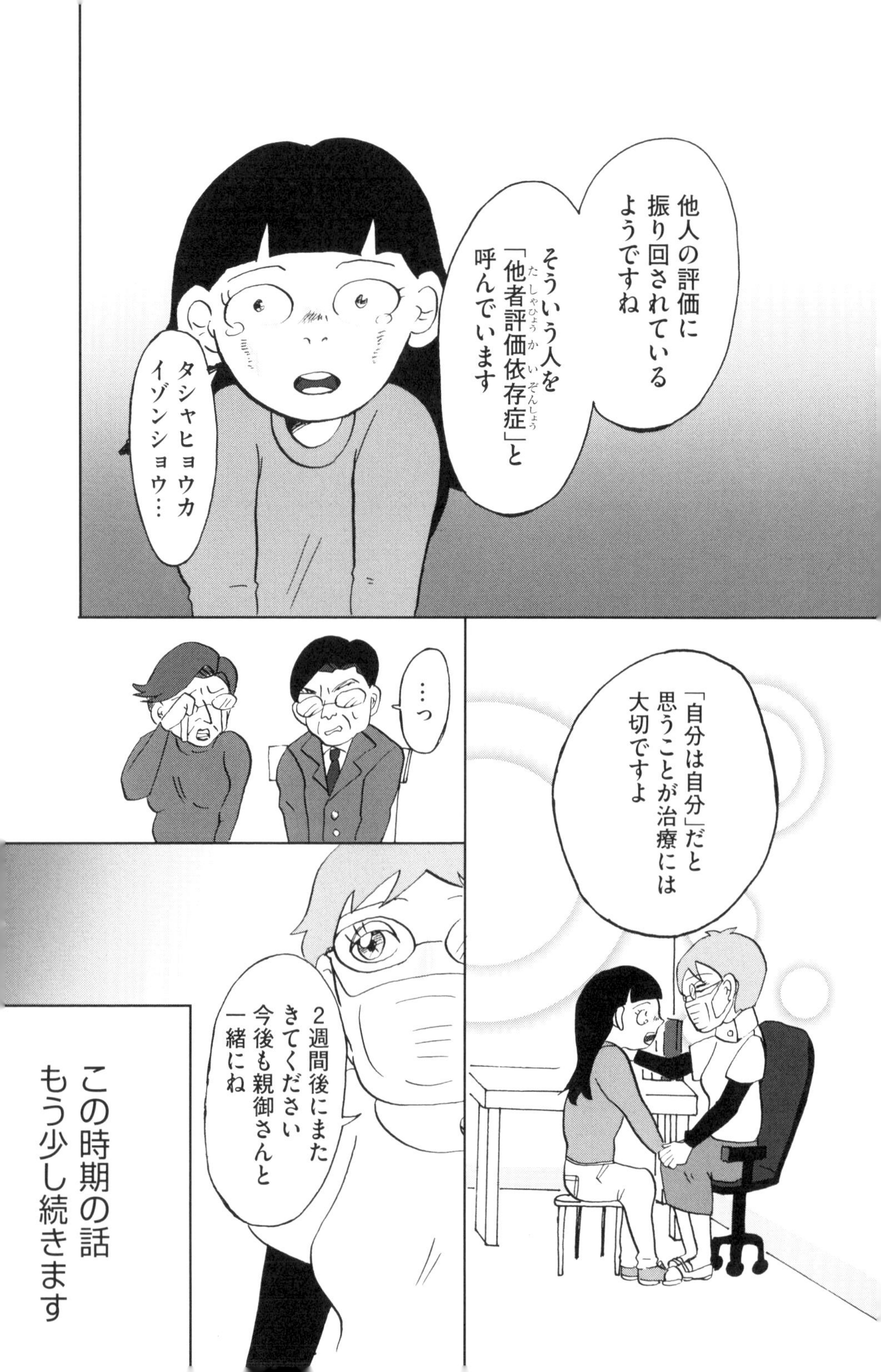
他人の評価に振り回されているようですね
そういう人を「他者《たしゃ》評価《ひょうか》依存症《いぞんしょう》」と呼んでいます
タシャヒョウカイゾンショウ…
「自分は自分」だと思うことが治療には大切ですよ
…っ
2週間後にまたきてください今後も親御さんと一緒にね
この時期の話もう少し続きます

Chapter.6 家族のこと その2

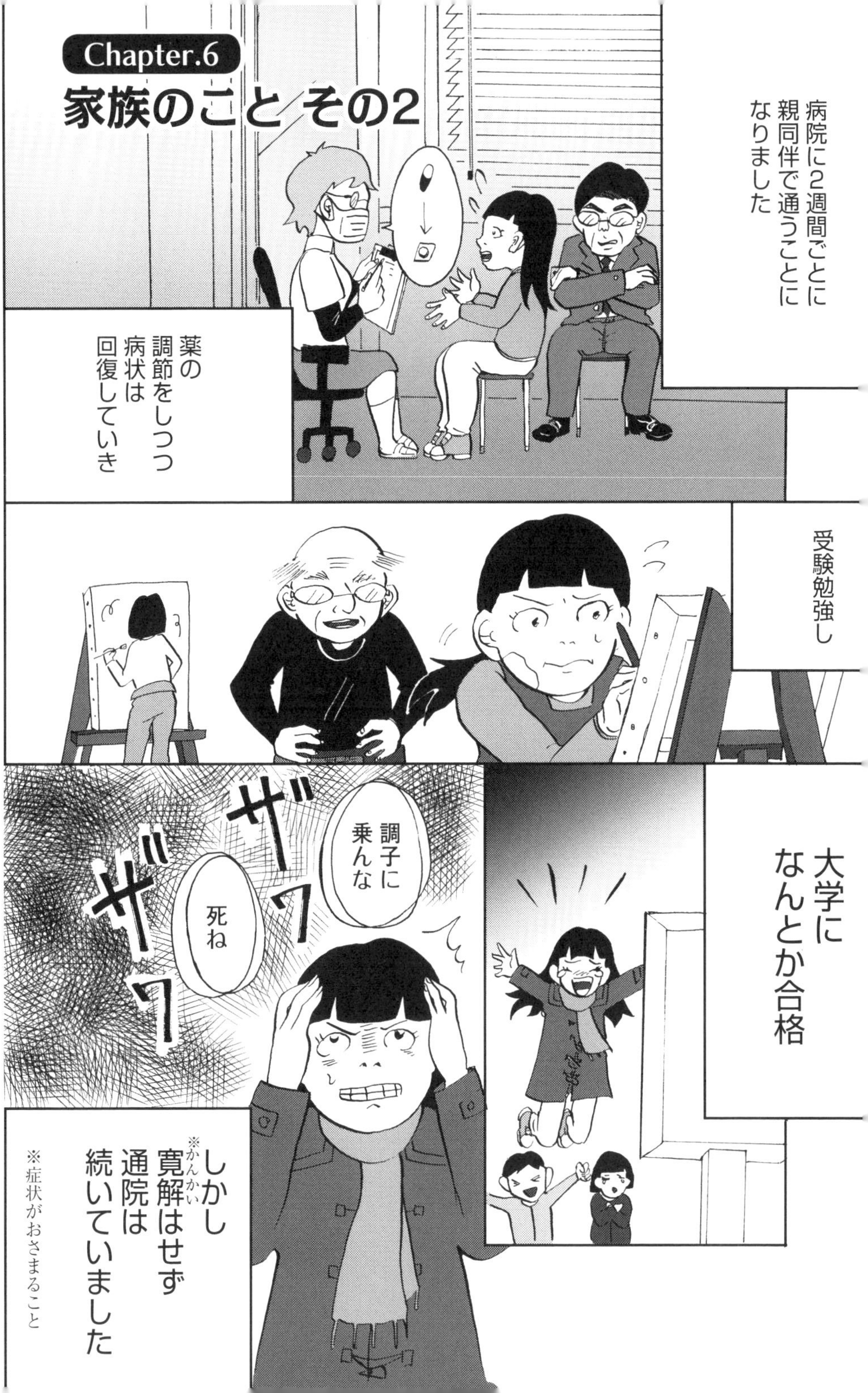
病院に2週間ごとに親同伴で通うことになりました
薬の調節をしつつ病状は回復していき
受験勉強し
大学になんとか合格
ザワ
ザワ
調子に乗んな
死ね
しかし※寛解《かんかい》はせず通院は続いていました
※症状がおさまること

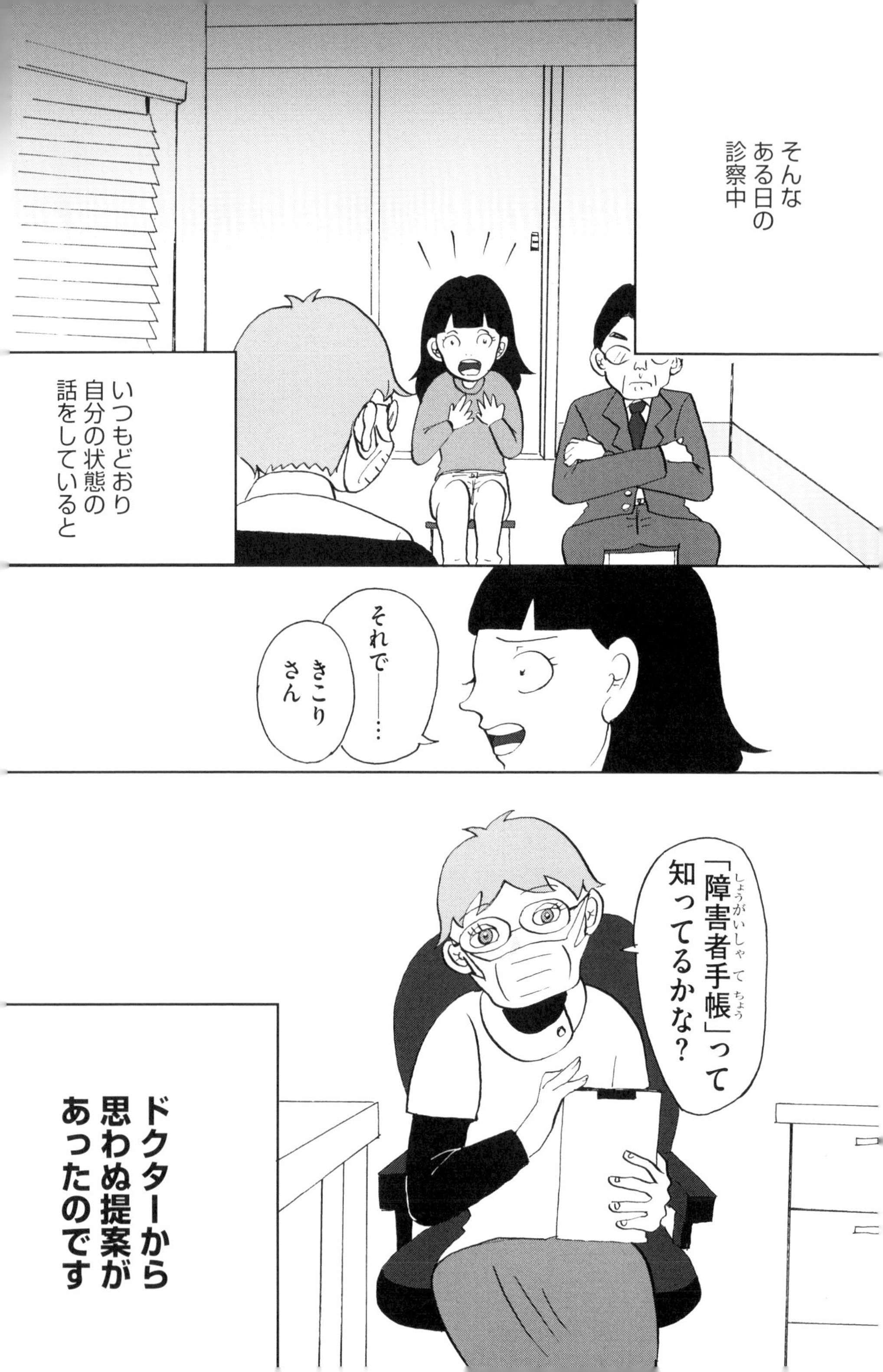
そんなある日の診察中
いつもどおり自分の状態の話をしていると
それで――……
きこりさん
「障害者《しょうがいしゃ》手帳《てちょう》」って知ってるかな？
ドクターから思わぬ提案があったのです

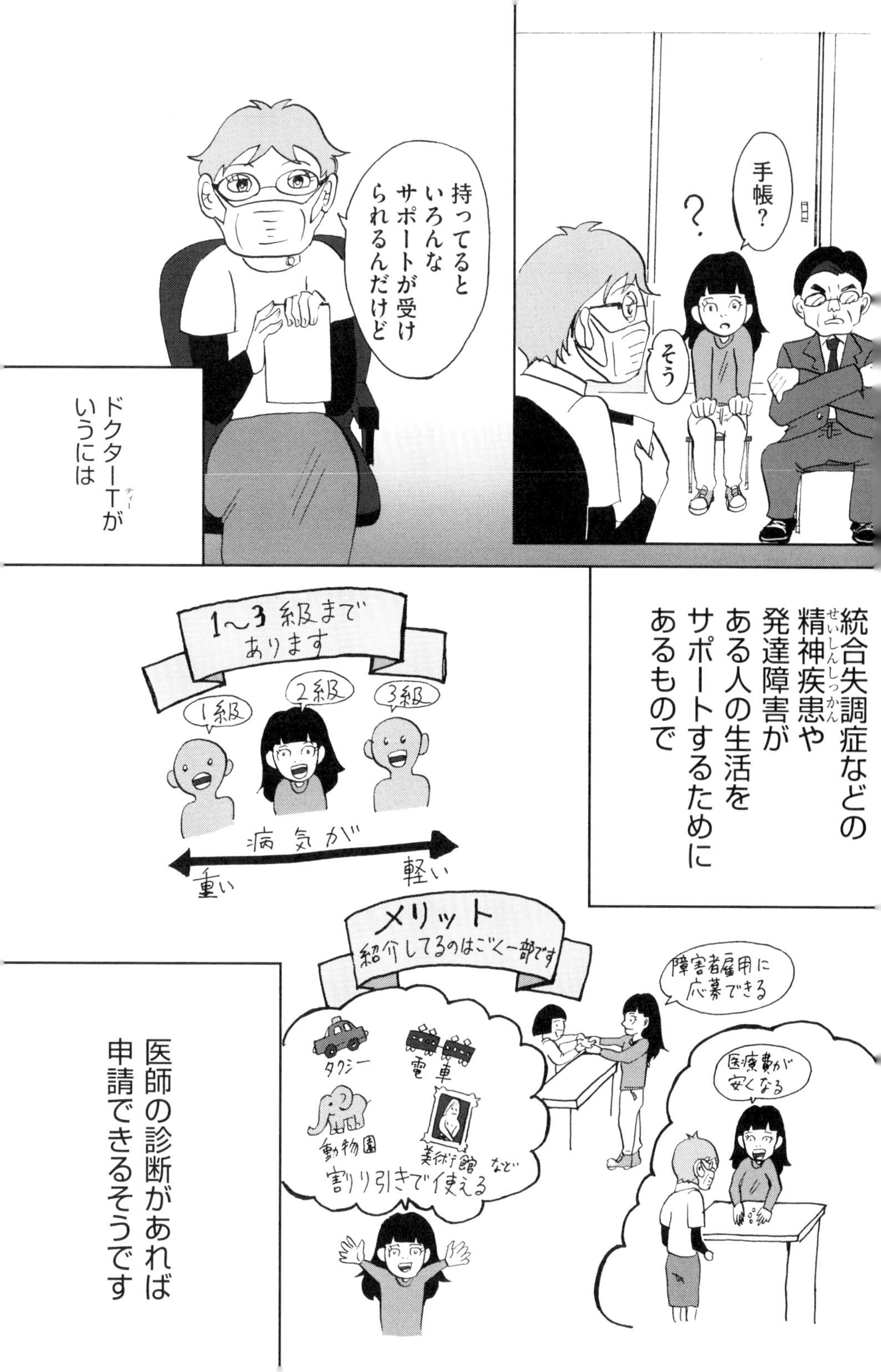
手帳？
？
そう
持ってるといろんなサポートが受けられるんだけど
ドクターT《ティー》がいうには
統合失調症などの精神疾患《せいしんしっかん》や発達障害がある人の生活をサポートするためにあるもので
1～3級まであります
1級
2級
3級
病気が
重い
軽い
メリット
紹介してるのはごく一部です
障害者雇用に応募できる
医療費が安くなる
タクシー
電車
動物園
美術館
など
割り引きで使える
医師の診断があれば申請できるそうです

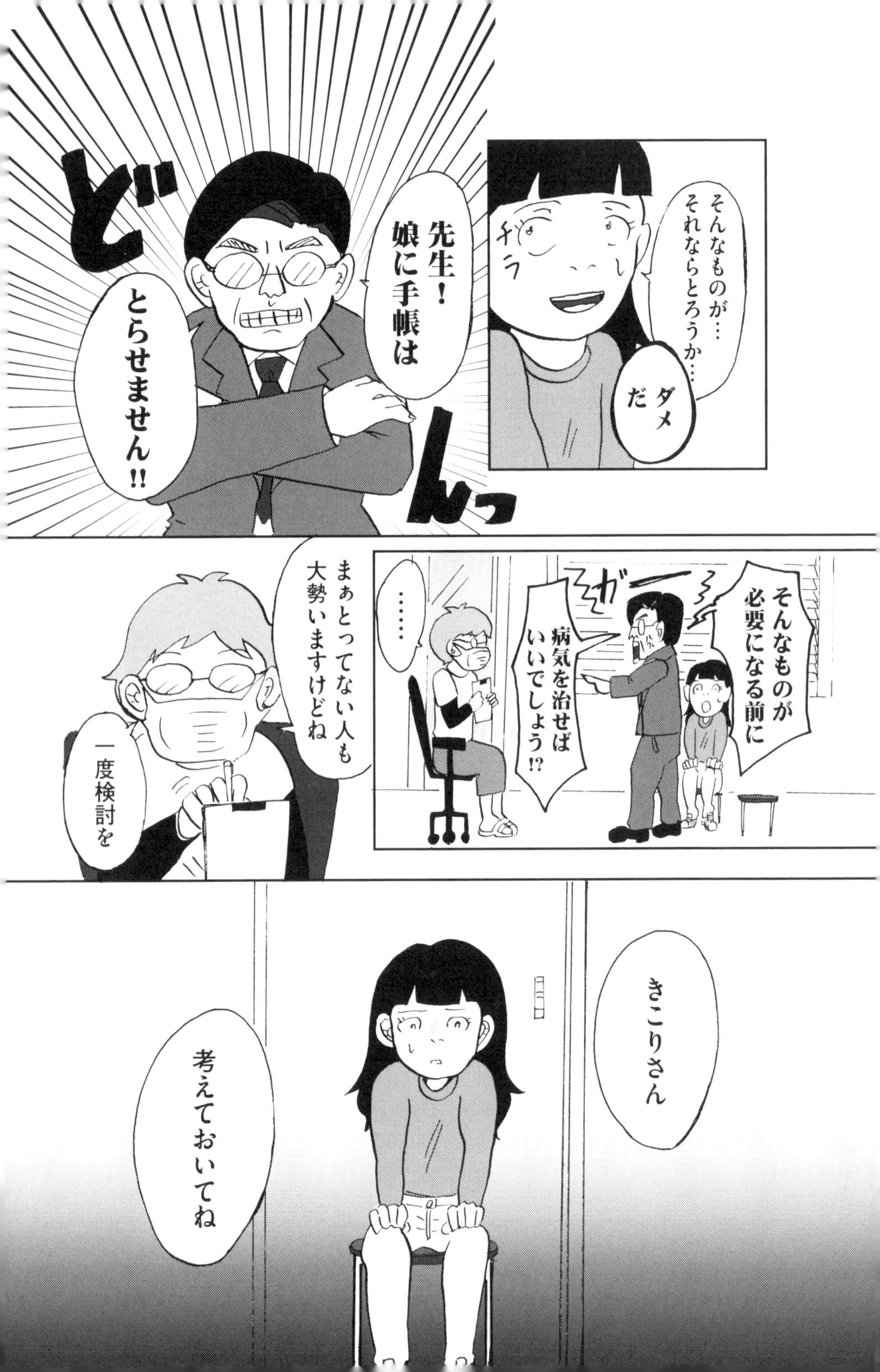
そんなものが…
それならとろうか…
チラ
ダメだ
先生！
娘に手帳は
とらせません!!
ど
んっ
そんなものが必要になる前に
ガー
病気を治せばいいでしょう!?
……
まぁとってない人も大勢いますけどね
一度検討を
きこりさん
考えておいてね

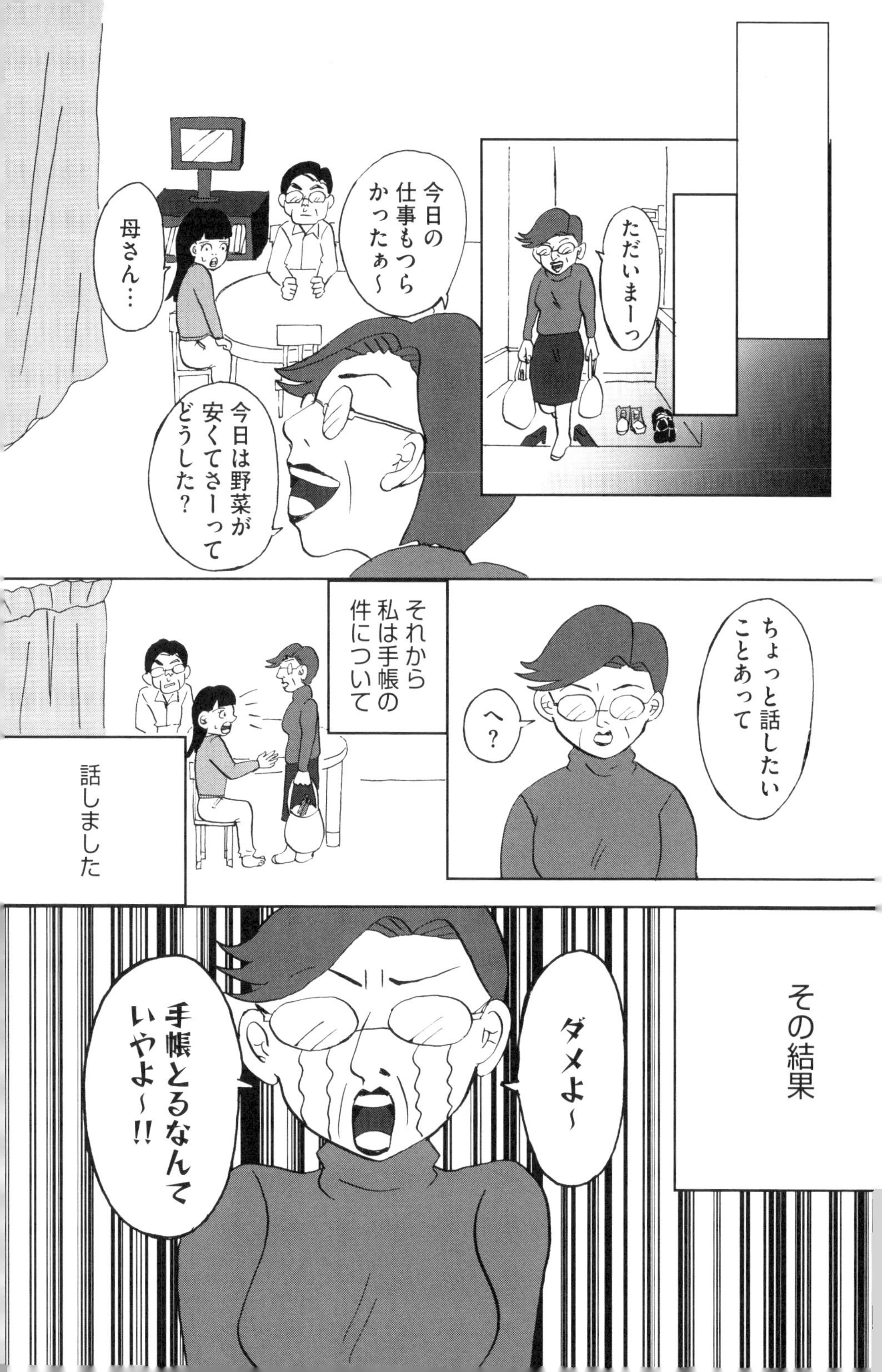
ただいまーっ
今日の仕事もつらかったぁ〜
今日は野菜が安くてさーってどうした？
母さん…
ちょっと話したいことあって
へ？
それから私は手帳の件について
話しました
その結果
ダメよ〜
手帳とるなんていやよ〜!!

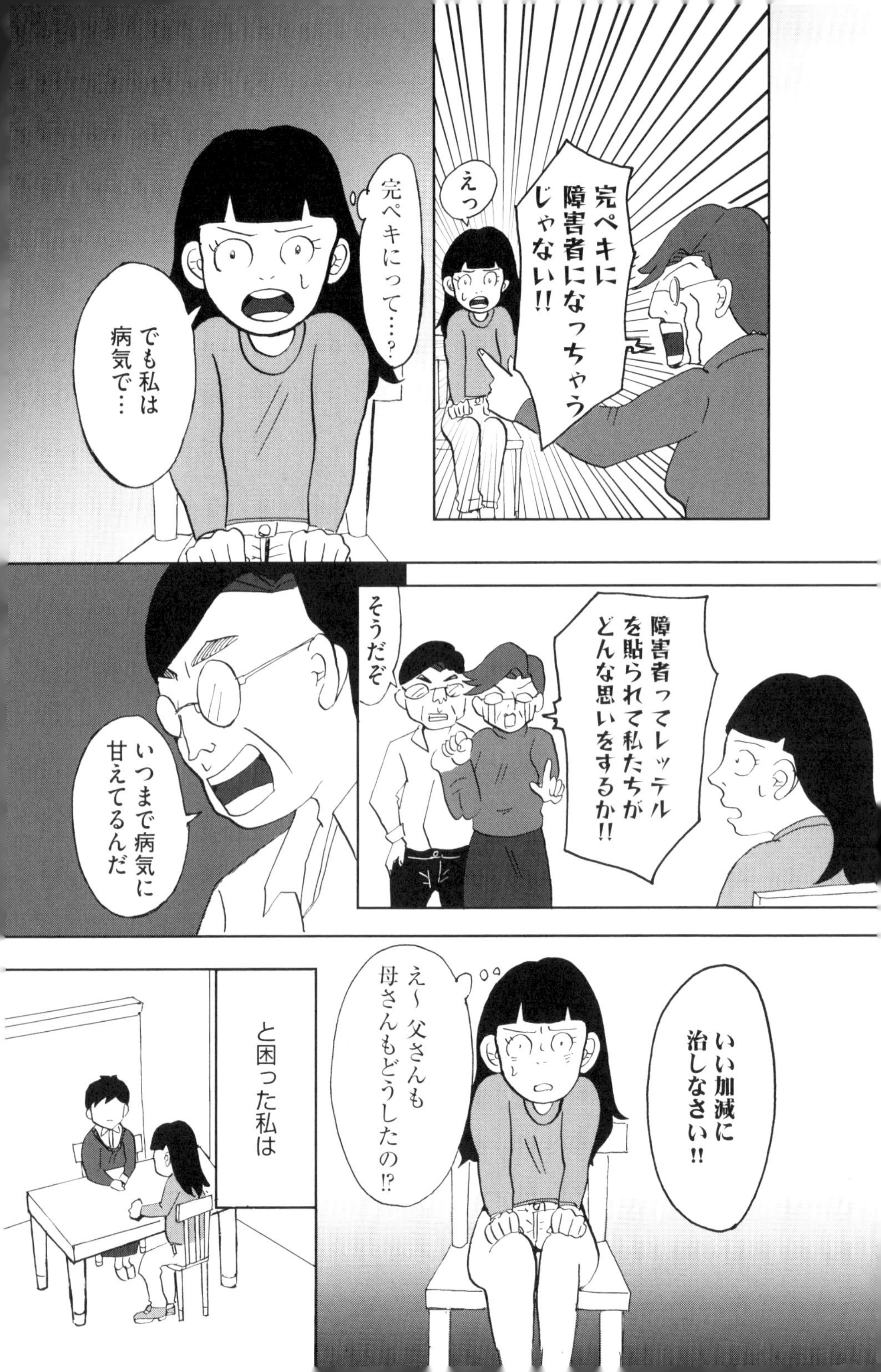
完ペキに障害者になっちゃうじゃない!!
えっ
完ペキにって…?
でも私は病気で…
障害者ってレッテルを貼られて私たちがどんな思いをするか!!
そうだぞ
いつまで病気に甘えてるんだ
いい加減に治しなさい!!
え～父さんも母さんもどうしたの!?
と困った私は

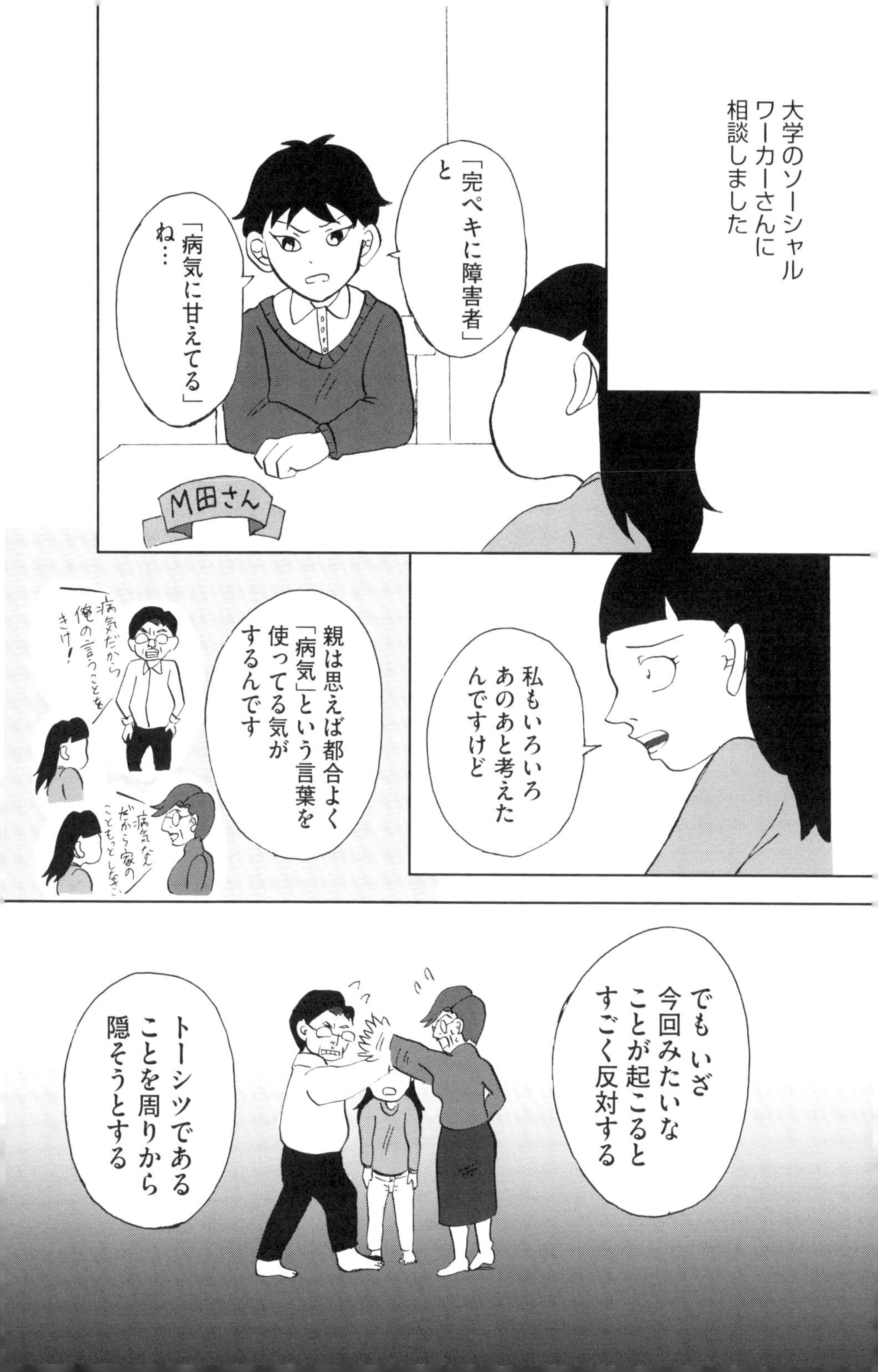
大学のソーシャルワーカーさんに相談しました
「完ペキに障害者」と
「病気に甘えてる」ね…
M田さん
私もいろいろあのあと考えたんですけど
親は思えば都合よく「病気」という言葉を使ってる気がするんです
病気だから俺の言うことをきけ!
病気なんだから家のこともっとしなさ
でも いざ今回みたいなことが起こるとすごく反対する
トーシツであることを周りから隠そうとする

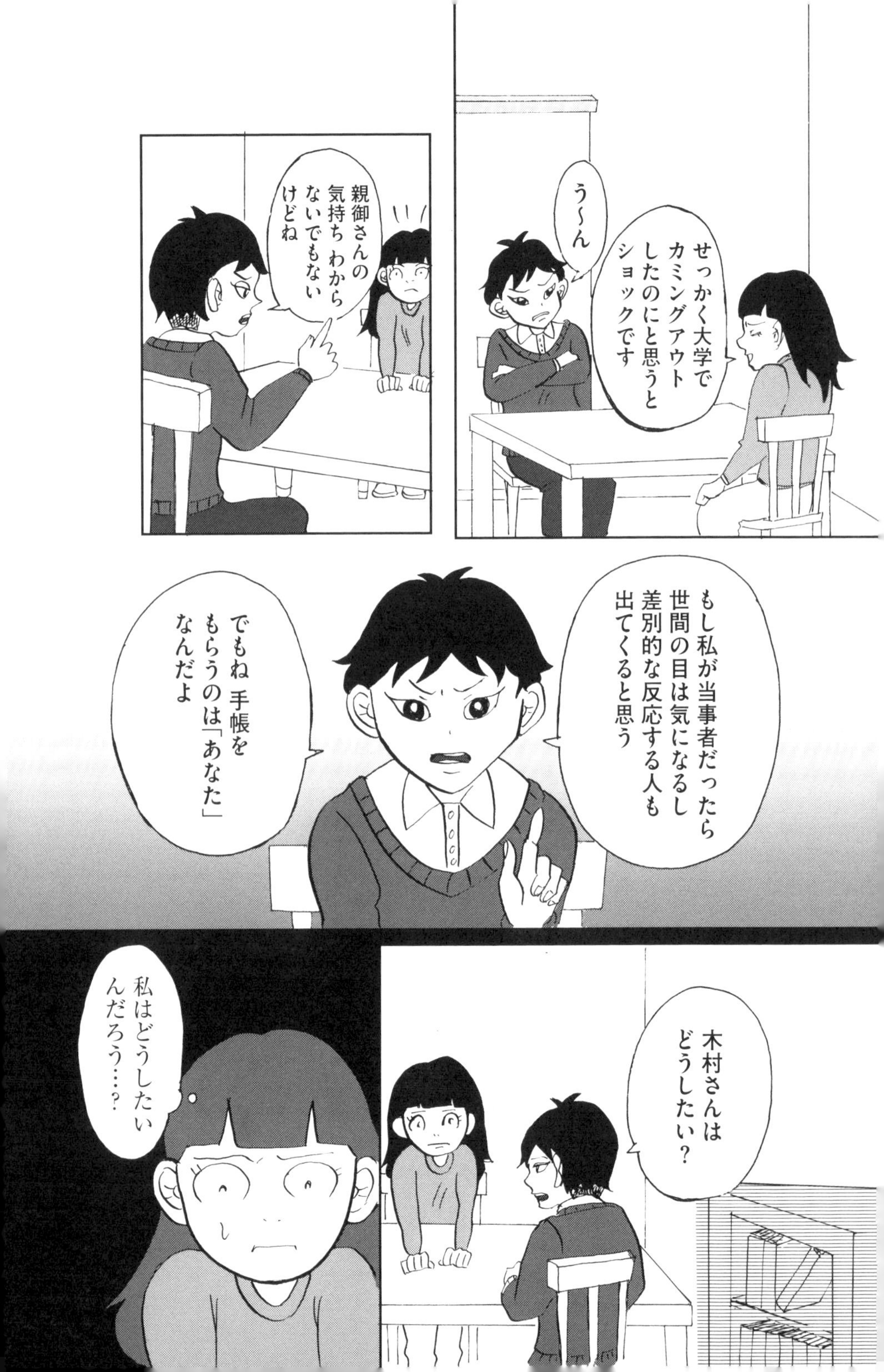
せっかく大学でカミングアウトしたのにと思うとショックです
う〜ん
親御さんの気持ち わからないでもないけどね
もし私が当事者だったら世間の目は気になるし差別的な反応する人も出てくると思う
でもね 手帳をもらうのは「あなた」なんだよ
木村さんはどうしたい？
私はどうしたいんだろう…？

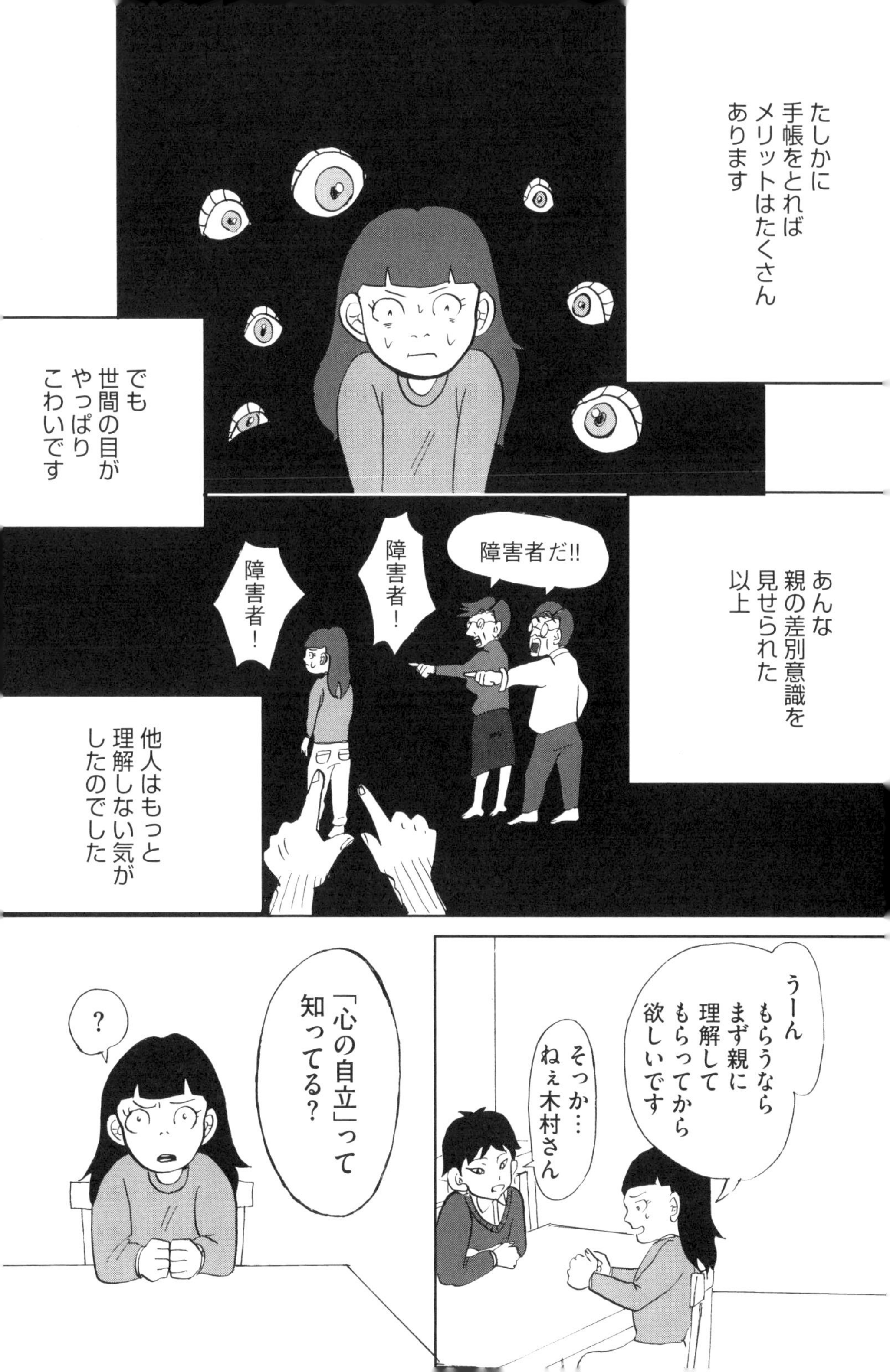
たしかに
手帳をとれば
メリットはたくさん
あります
でも
世間の目が
やっぱり
こわいです
あんな
親の差別意識を
見せられた
以上
障害者だ!!
障害者!
障害者!
他人はもっと
理解しない気が
したのでした
うーん
もらうなら
まず親に
理解して
もらってから
欲しいです
そっか…
ねぇ木村さん
「心の自立」って
知ってる?
?

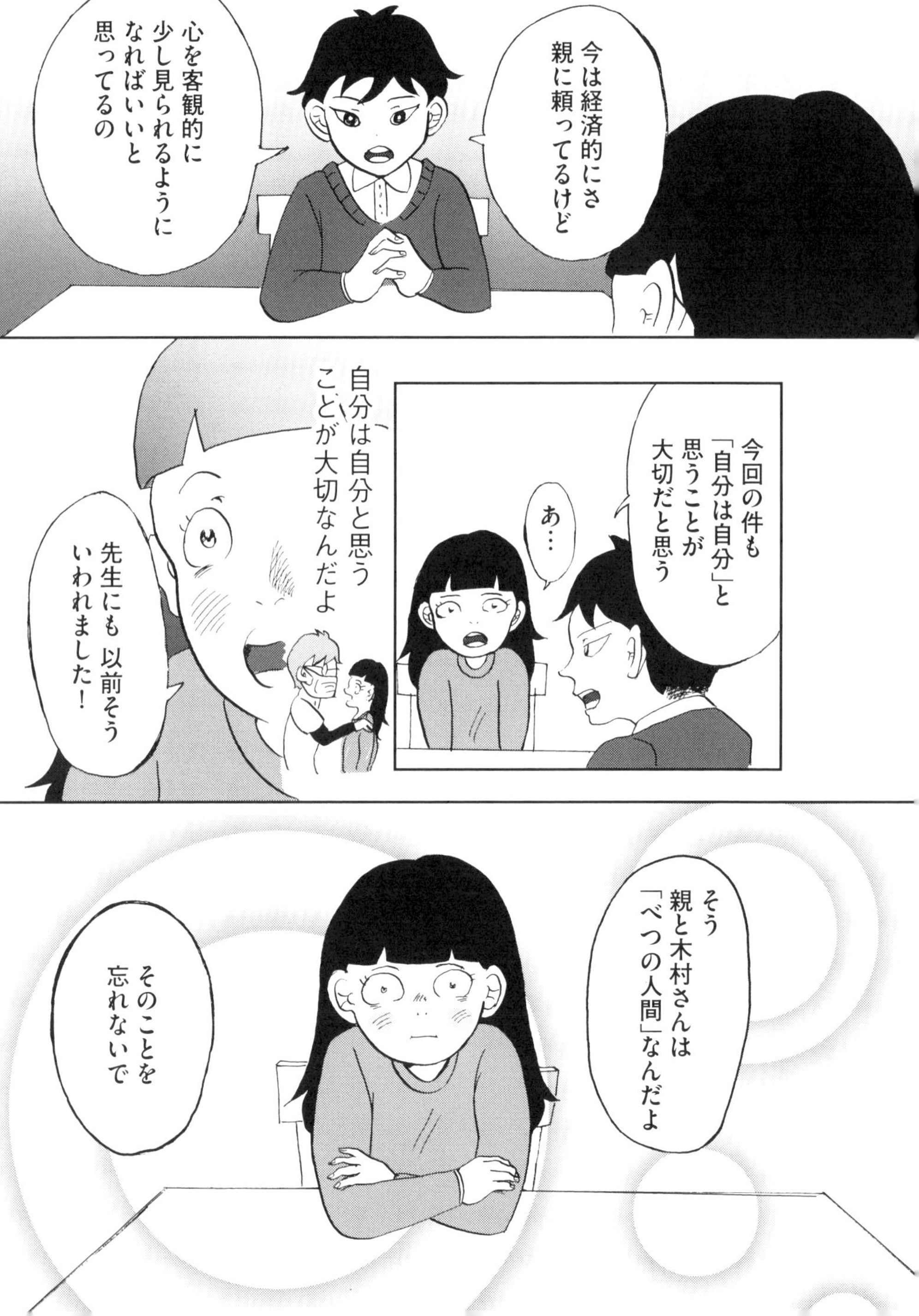
今は経済的にさ親に頼ってるけど
心を客観的に少し見られるようになればいいと思ってるの
今回の件も「自分は自分」と思うことが大切だと思う
あ…
自分は自分と思うことが大切なんだよ
先生にもいわれました! 以前そう
そう 親と木村さんは「べつの人間」なんだよ
そのことを忘れないで

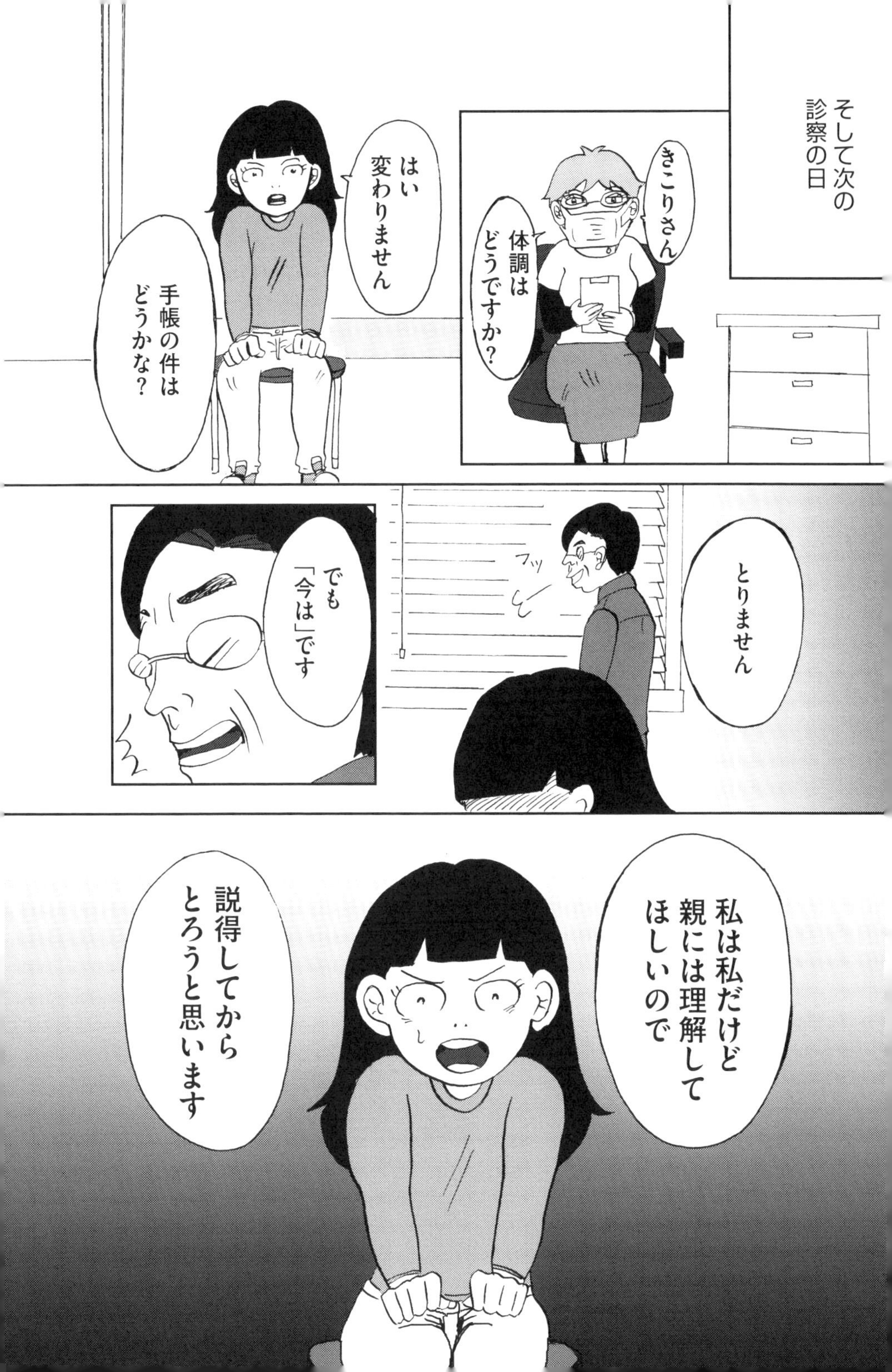
そして次の診察の日
きこりさん
体調はどうですか？
はい 変わりません
手帳の件はどうかな？
とりません
フッ
でも「今は」です
私は私だけど親には理解してほしいので
説得してからとろうと思います

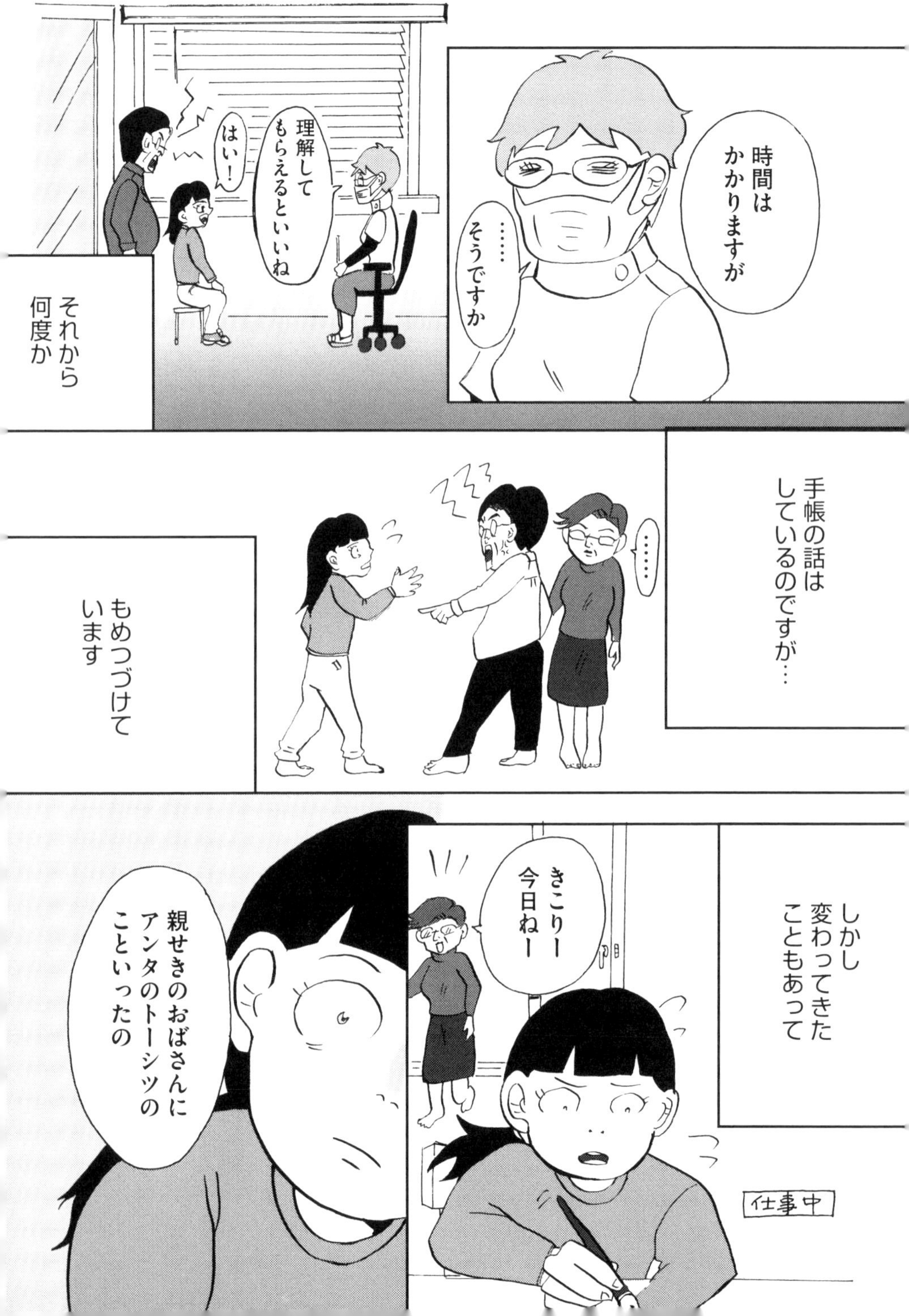
時間はかかりますが
……そうですか
理解してもらえるといいね
はい!
それから何度か
手帳の話はしているのですが…
……
もめつづけています
しかし変わってきたこともあって
きこりー今日ねー
仕事中
親せきのおばさんにアンタのトーシツのこといったの

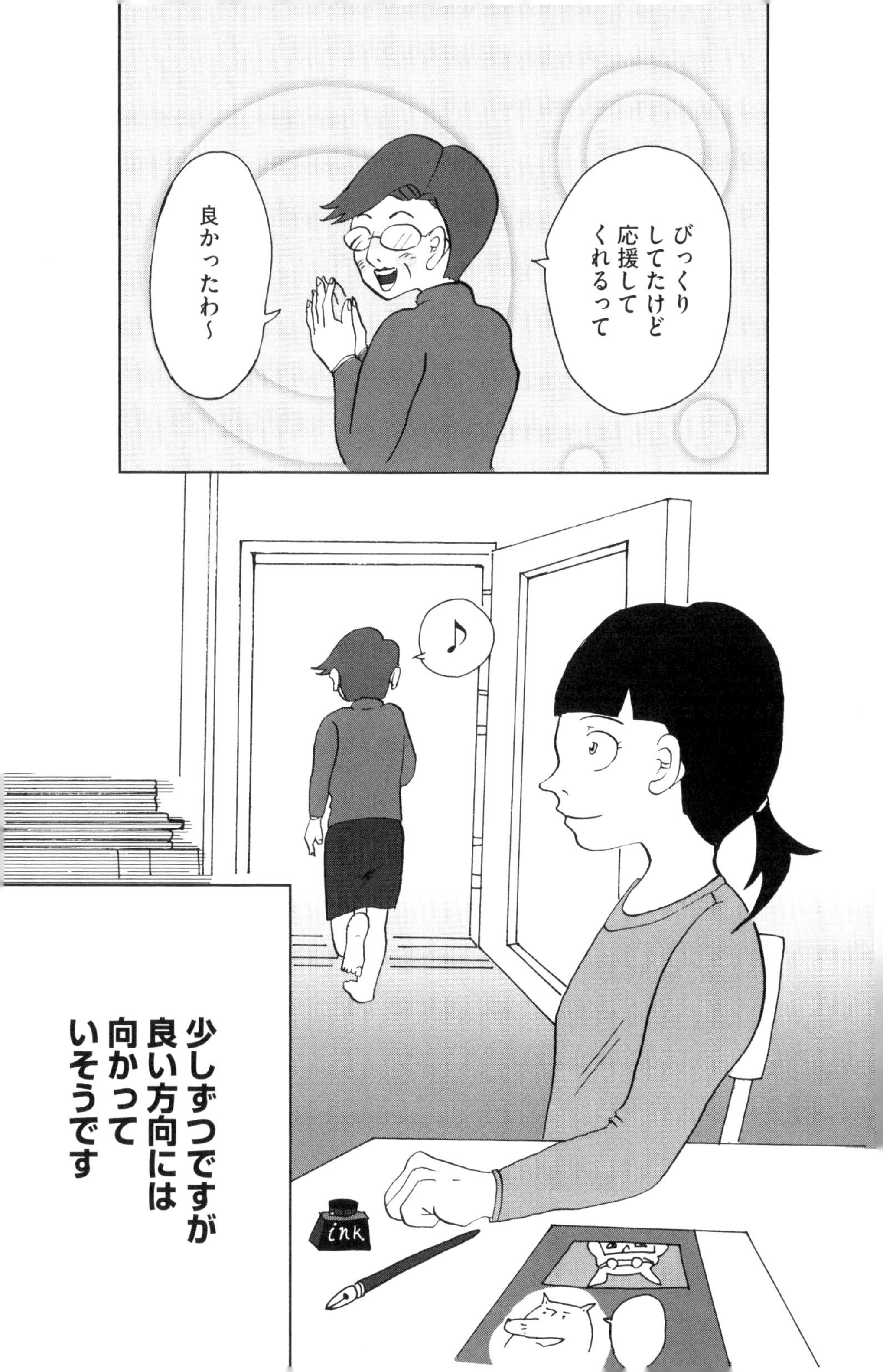
びっくりしてたけど応援してくれるって
良かったわ〜
少しずつですが良い方向には向かっていそうです

きこりのつぶやき 1

大学の卒業を前に、私も就職活動を考えたことがあります（chapter.8 参照）。大学の就職課にいって、絵に関する企業をいろいろとさがしてみましたが、大学への求人ではなかなか希望に合致するところがなく「障害者雇用でさがしてみよう」と、親に内緒で行政の窓口に相談にいきました。しかし、障害者手帳を持っていなかった私は、障害者雇用で応募することができず、そのまま就職せずに現在に至ります。在学中に、マンガのお仕事をいただいたり、学内コンペで賞を取ったことをきっかけに画廊と専属契約を結んでいたので、マンガを描くことと、画廊での作品販売が私のお仕事となりました。現在は、画廊との専属契約をやめ、マンガの原稿料と個展での作品販売が収入源です。実家住まいですが、ギリギリです。マンガのアシスタント先をさがしたり、現在担当さんがついている雑誌に掲載されるべく、新たな作品にチャレンジしています。

親は、以前私がアルバイトをして人間関係がうまくいかず辞めた際に、「病気の症状が安定していない娘さんを、なぜ働かせたんだ!」と当時の主治医に怒られたことがあり、それから就職しろとはいってきません。

しかし、親も年を取ったら仕事ができなくなりますし、正直なところ将来に関してとても不安です。障害者手帳は、この先の私の生活にも大きく関わってくると思うので、取得するかしないか、しっかりと考えていきたいと思っています。

Kikori no Tsubuyaki

精神科医へのQ&A

2 障害者手帳について

Q1 統合失調症の方が申請できる手帳について教えてください。

精神疾患の診断を受け、精神科へ6カ月以上通院をしていれば、「精神障害者保健福祉手帳」の申請ができます。地元の保健センターや市区町村の申請窓口にいき、精神障害者保健福祉手帳の説明を受けて、申請書用紙と診断書用紙をもらってきてください。申請書は本人が書き、診断書は医師が書きます。医師の診断書の作成には2週間程度の時間が必要です。その後、必要な書類を窓口に提出し、認定されれば3カ月程度で手帳が交付されることが多いようです。病状が重い順に1級から3級の区分があり、それぞれの級によって、受けられるサービスの内容が若干異なります。くわしくは、お住まいの市町村の窓口に問い合わせてみてください。

Q2 手帳交付のために診断書を書かれる時は、どのような部分を見て診断をしますか？

主治医は診断書の項目に沿って、病名、病歴、治療経過、現在の病状などを書き込みますが、日常生活能力の判定、日常生活能力の程度の記載がとくに重要となります。このあたりがよくわかるように、申請する方は主治医にあらかじめ情報を伝えておくことが必要です。主治医は患者さんにいわれたとおりに書くことはできませんが、これらの情報が患者さんの病状把握に役立つことは多いと思います。

Q3 きこりさんのように、手帳申請に関してご家族に反対される人も多いですか？

精神障害に対する誤解や偏見はご家族の中にもあります。精神障害であることを認めようとしない、精神科治療に対して否定的、精神障害者保健福祉手帳の申請に反対などのご家族の話はよく耳にするところです。じっくりとその必要性をご家族と相談していきましょう。病院や地域の家族会に参加すると、さまざまな家族の声を聞くことができます。そのような場所に足を運び、一緒に学んでいくことも有用と思います。

Q4 障害年金と障害者手帳に関連はありますか？

障害年金は、病気やケガによって生活や仕事などが制限されるようになった場合に、20歳以上であれば受け取ることができる年金です。障害年金と障害者手帳とはべつの制度で、申請窓口も審査機関も異なります。障害年金が決定すれば、年金証書の提出をもって手帳用の診断書は不要になりますが、申請書の提出は必要です。これとは逆に、手帳を持っているからといって、同じ等級で障害年金の支給が決定されるわけではありません。

Q5 先生が考える手帳のメリット・デメリットを教えてください。

メリットとしては、就職の際、障害者雇用枠で応募できるということです。また、医療費や公共料金などの助成や割引が受けられること、所得税、相続税、贈与税などが優遇されることなどがあります。

デメリットはとくにありませんが、周囲の人からの偏見を心配する人は、保持することに抵抗があるかもしれません。しかし、手帳を人に開示する義務はなく、使いたくなければ使う必要もありませんし、必要なければ返納も可能です。

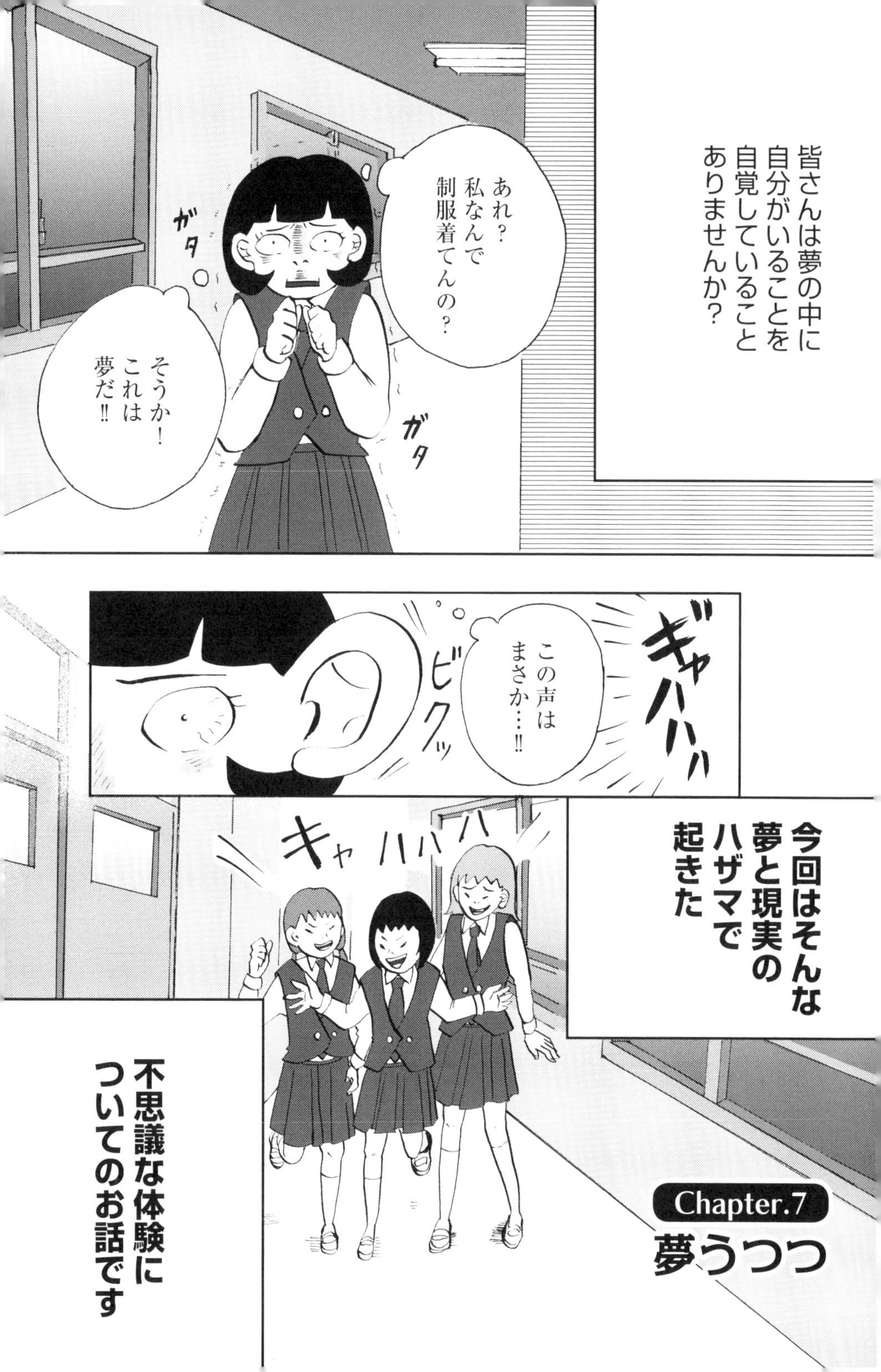

皆さんは夢の中に
自分がいることを
自覚していること
ありませんか？
あれ？私なんで制服着てんの？
ガタ
ガタ
そうか！これは夢だ‼
ギャハハハ
ビクッ
この声はまさか…‼
今回はそんな
夢と現実の
ハザマで
起きた
キャハハハ
不思議な体験に
ついてのお話です
Chapter.7
夢うつつ

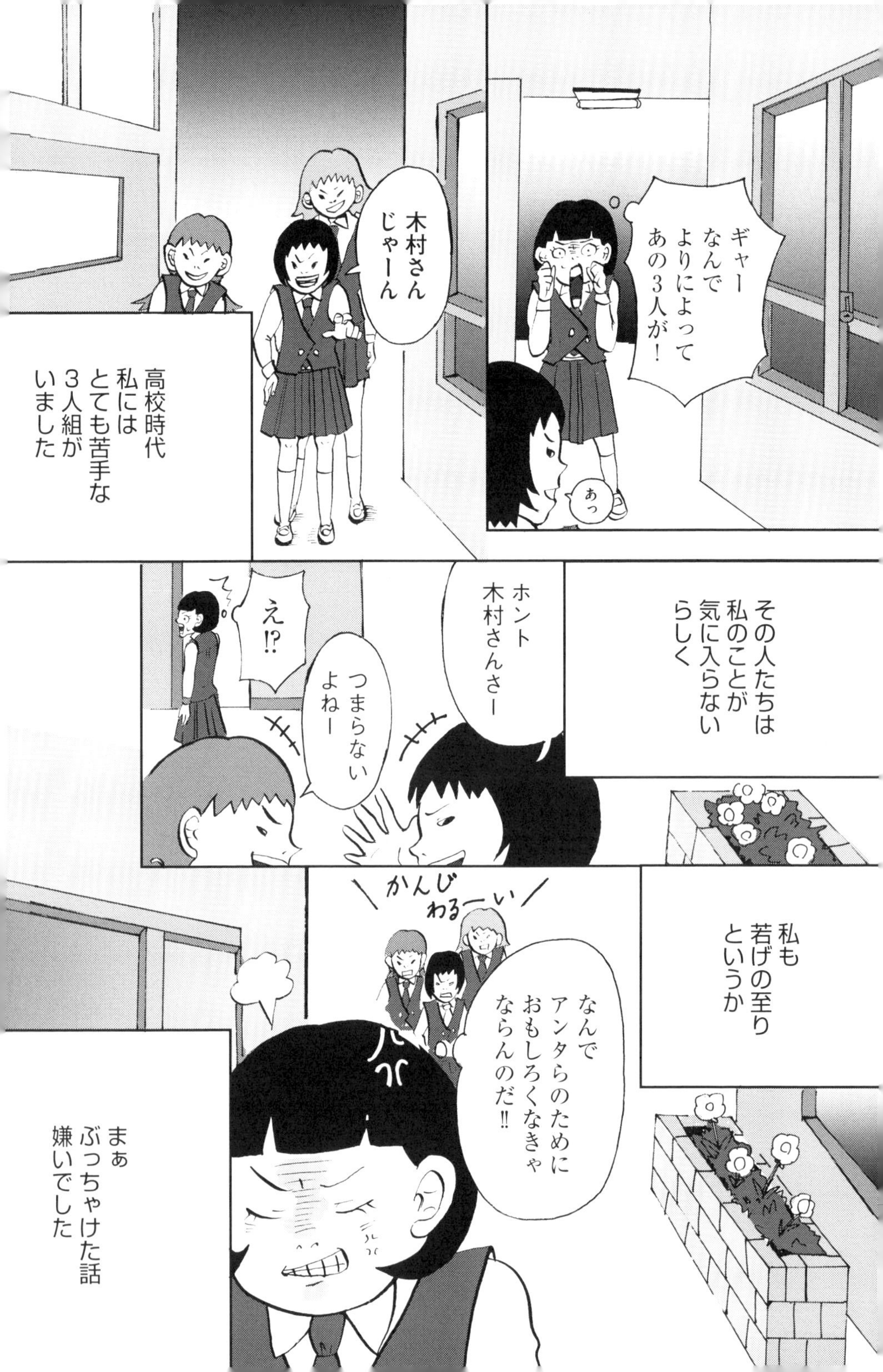
ギャー なんで よりによって あの3人が!
あっ
木村さん じゃーん
高校時代 私には とても苦手な 3人組が いました
その人たちは 私のことが 気に入らない らしく
ホント 木村さんさー
つまらない よねー
え!?
私も 若げの至り というか
かんじ わるーい
なんで アンタらのために おもしろくなきゃ ならんのだ!!
まぁ ぶっちゃけた話 嫌いでした

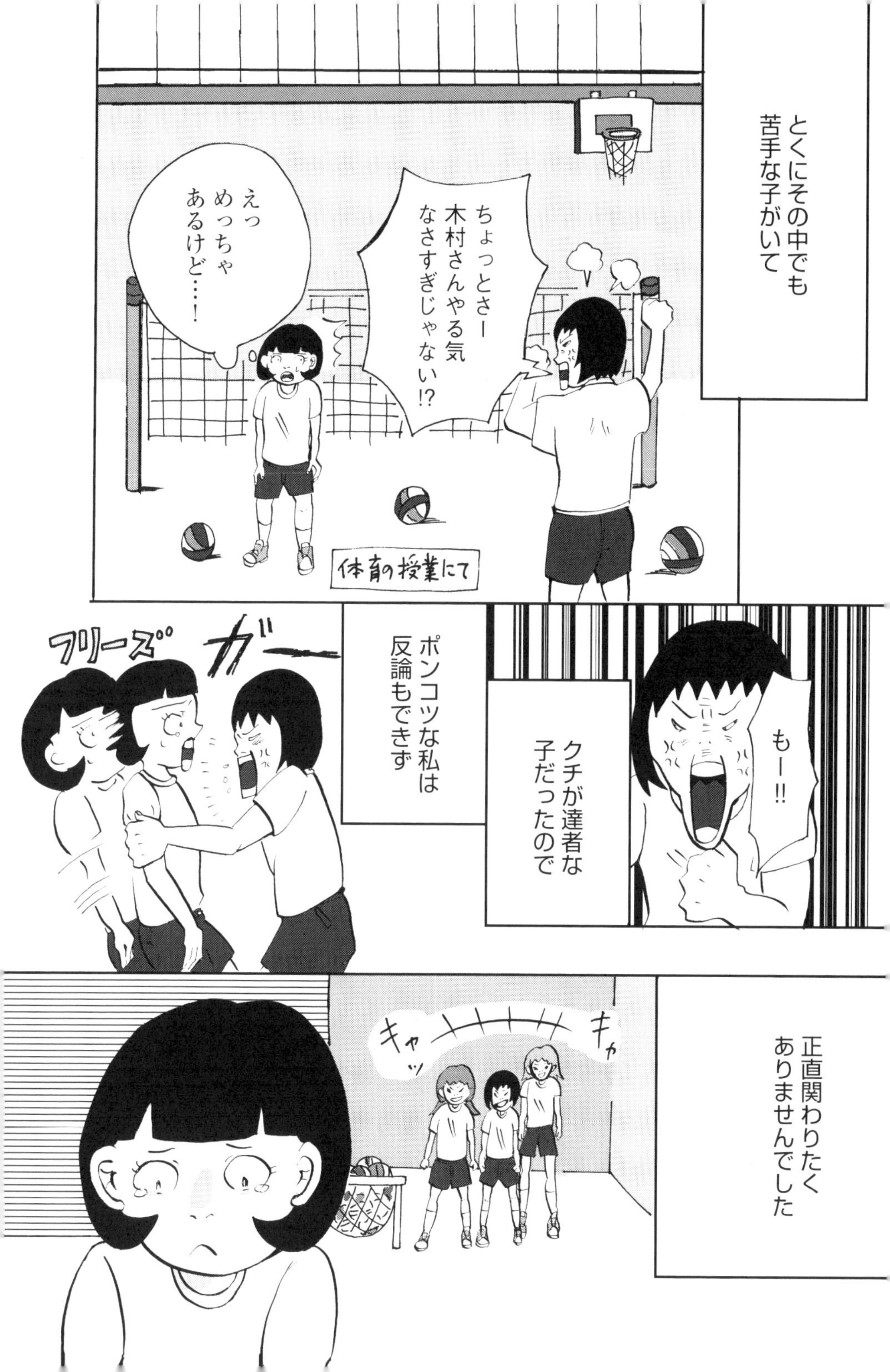
とくにその中でも
苦手な子がいて
ちょっとさー
木村さんやる気
なさすぎじゃない!?
えっ
めっちゃ
あるけど…!
体育の授業にて
もー!!
クチが達者な
子だったので
ポンコツな私は
反論もできず
ガー
フリーズ
正直関わりたく
ありませんでした
キャッ
キャッ

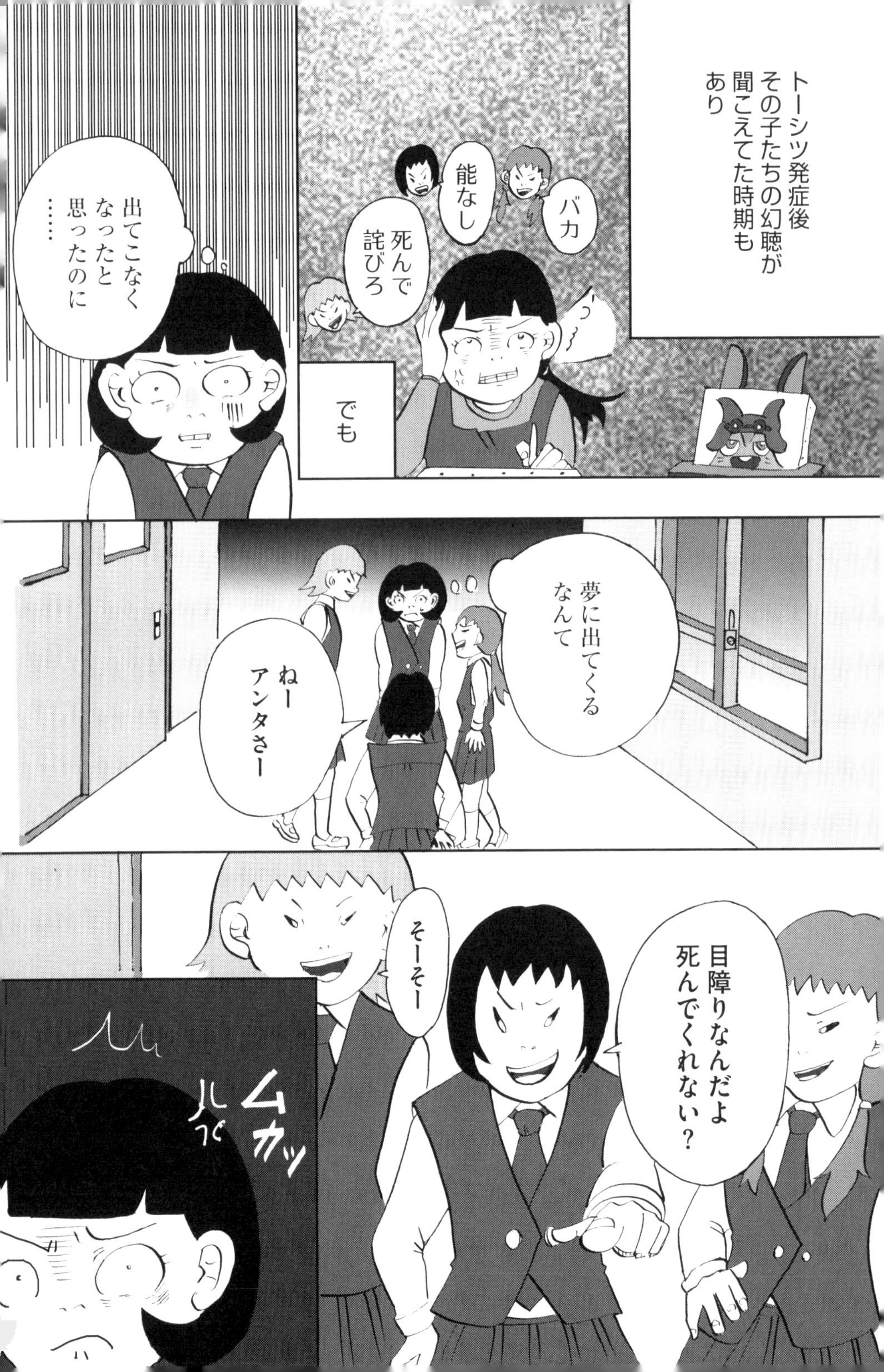

トーシツ発症後
その子たちの幻聴が
聞こえてた時期も
あり
バカ
能なし
死んで詫びろ
でも
出てこなくなったと思ったのに……
夢に出てくるなんて
ねーアンタさー
目障りなんだよ死んでくれない？
そーそー
ムカッ

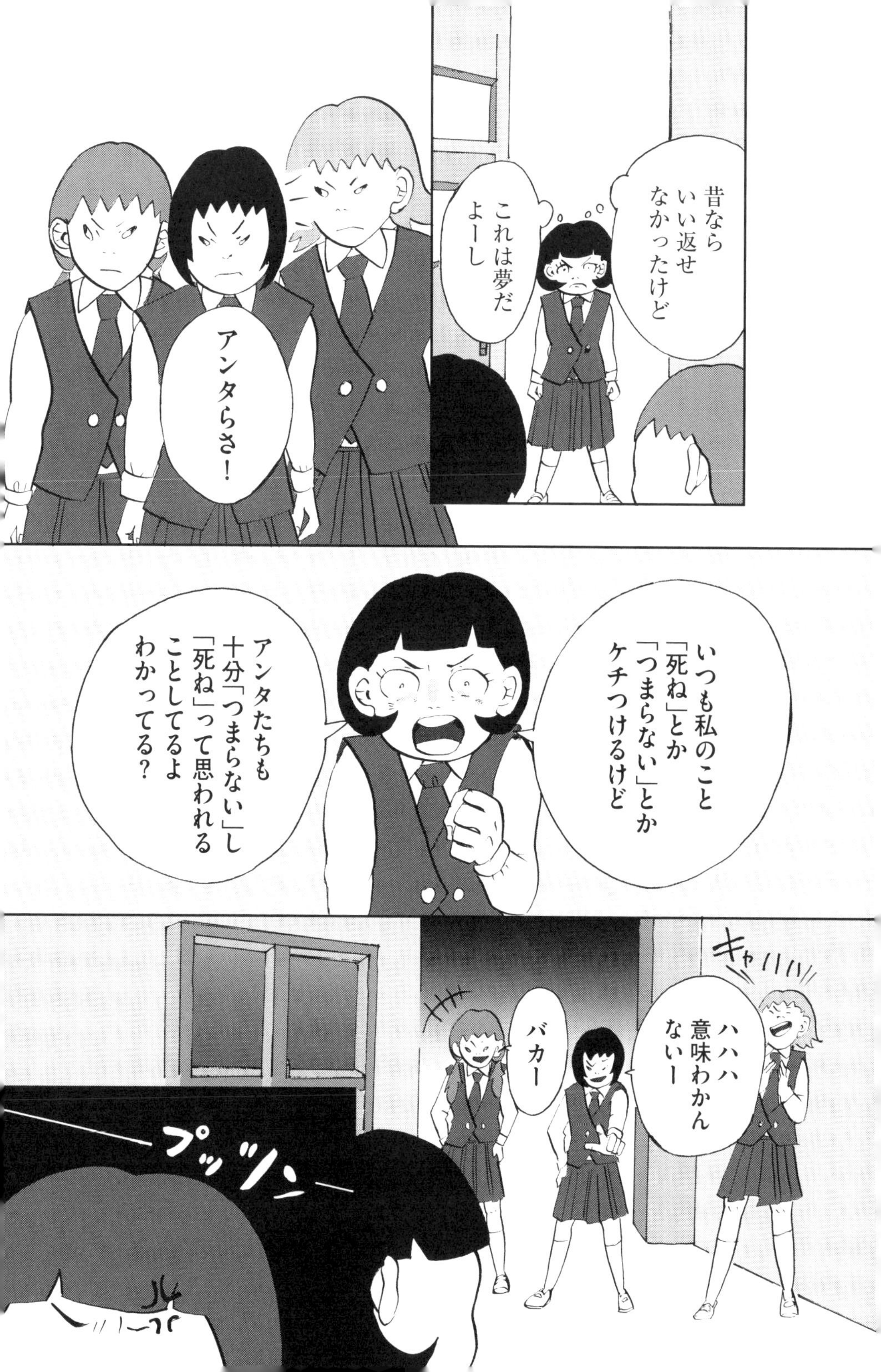

昔なら いい返せ なかったけど
これは夢だ よーし
アンタらさ！
いつも私のこと「死ね」とか「つまらない」とか ケチつけるけど
アンタたち も十分「つまらない」し「死ね」って思われる ことしてるよ わかってる？
キャハハハ
ハハハ 意味わかん ないー
バカー
プッツン

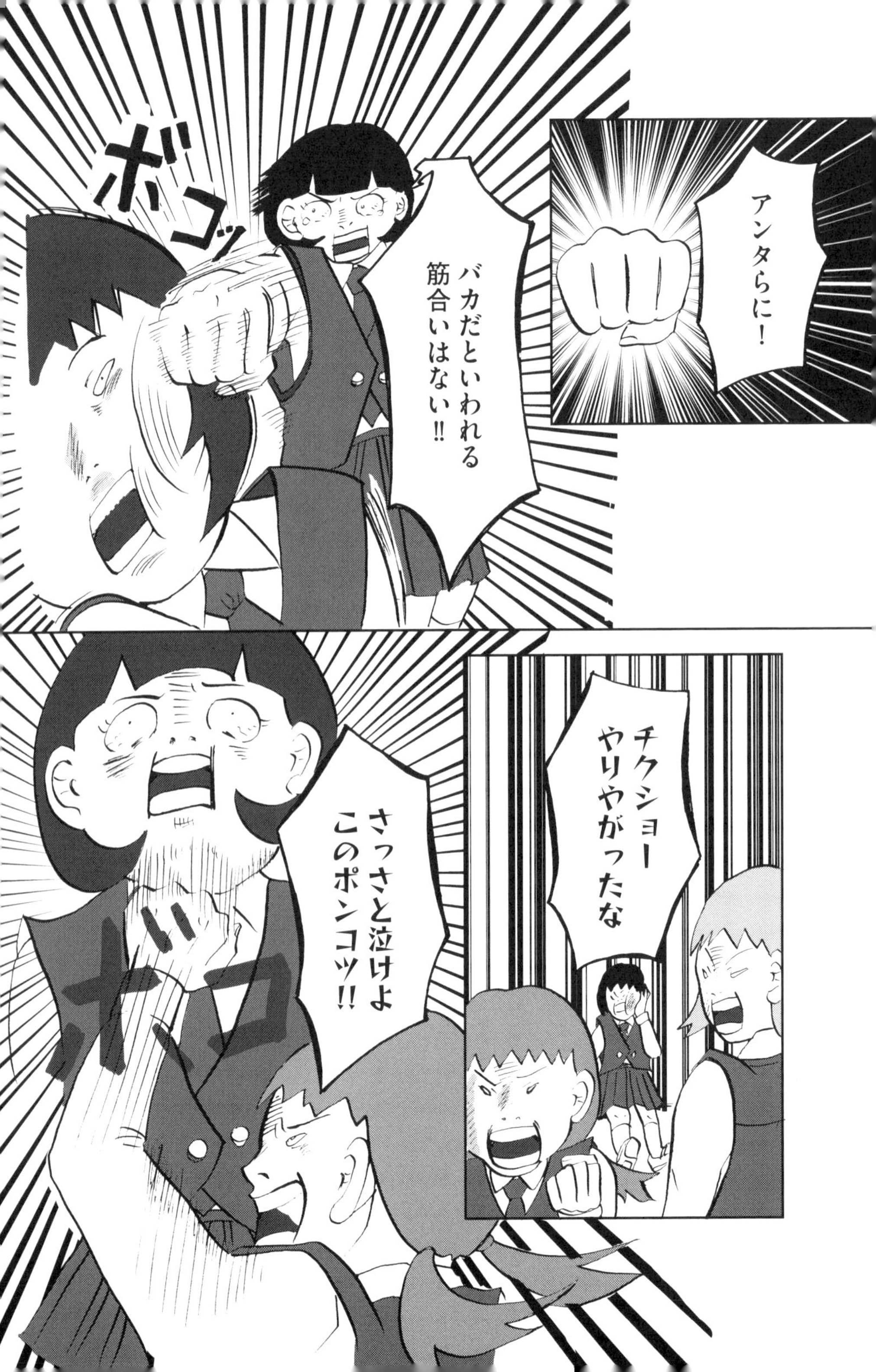
アンタらに！
ボゴッ
バカだといわれる
筋合いはない!!
チクショー
やりやがったな
さっさと泣けよ
このポンコツ!!

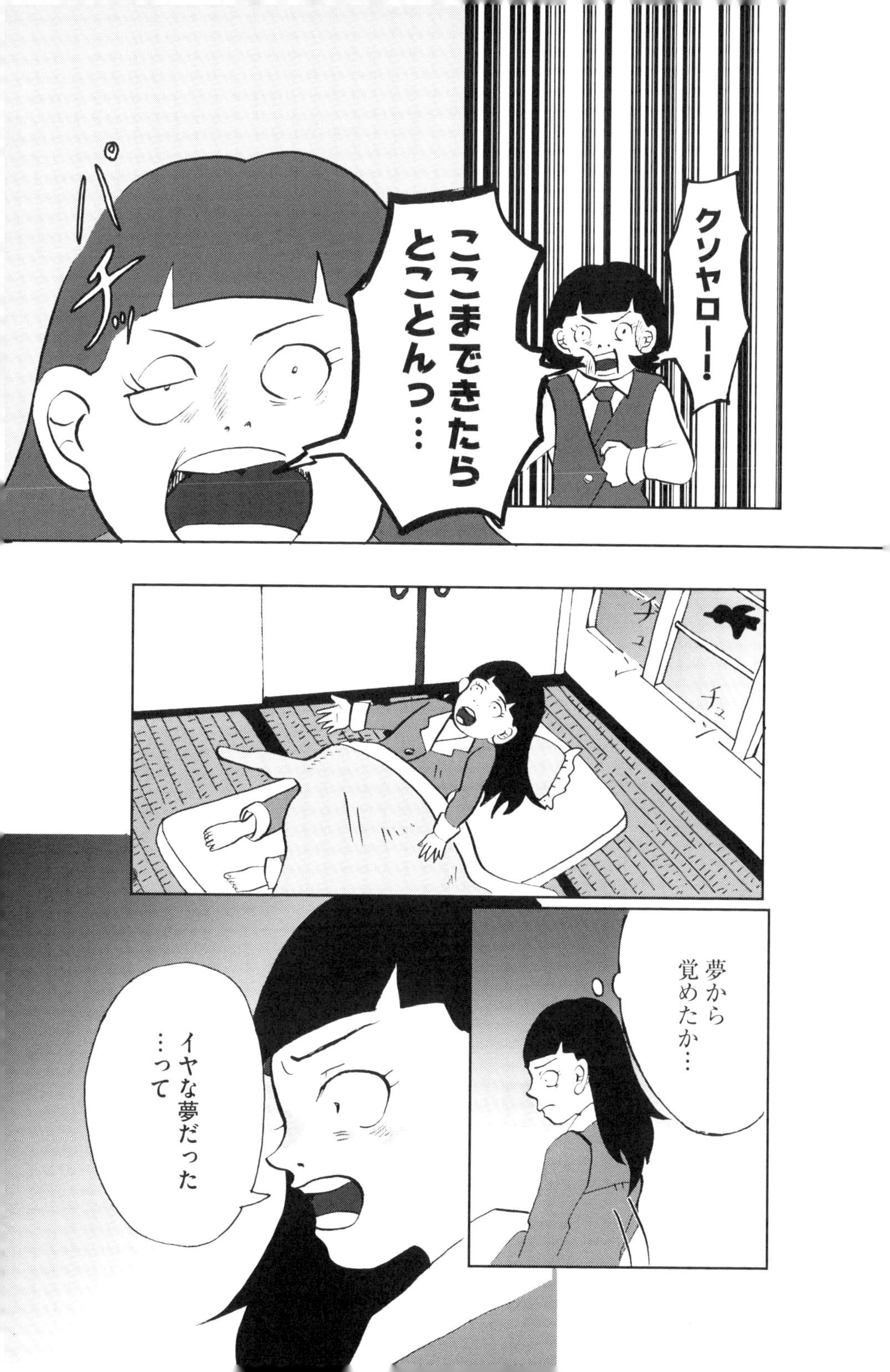
クソヤロー！！
ここまできたらとことんっ…
パチッ
チュン
チュン
夢から覚めたか…
イヤな夢だった…って

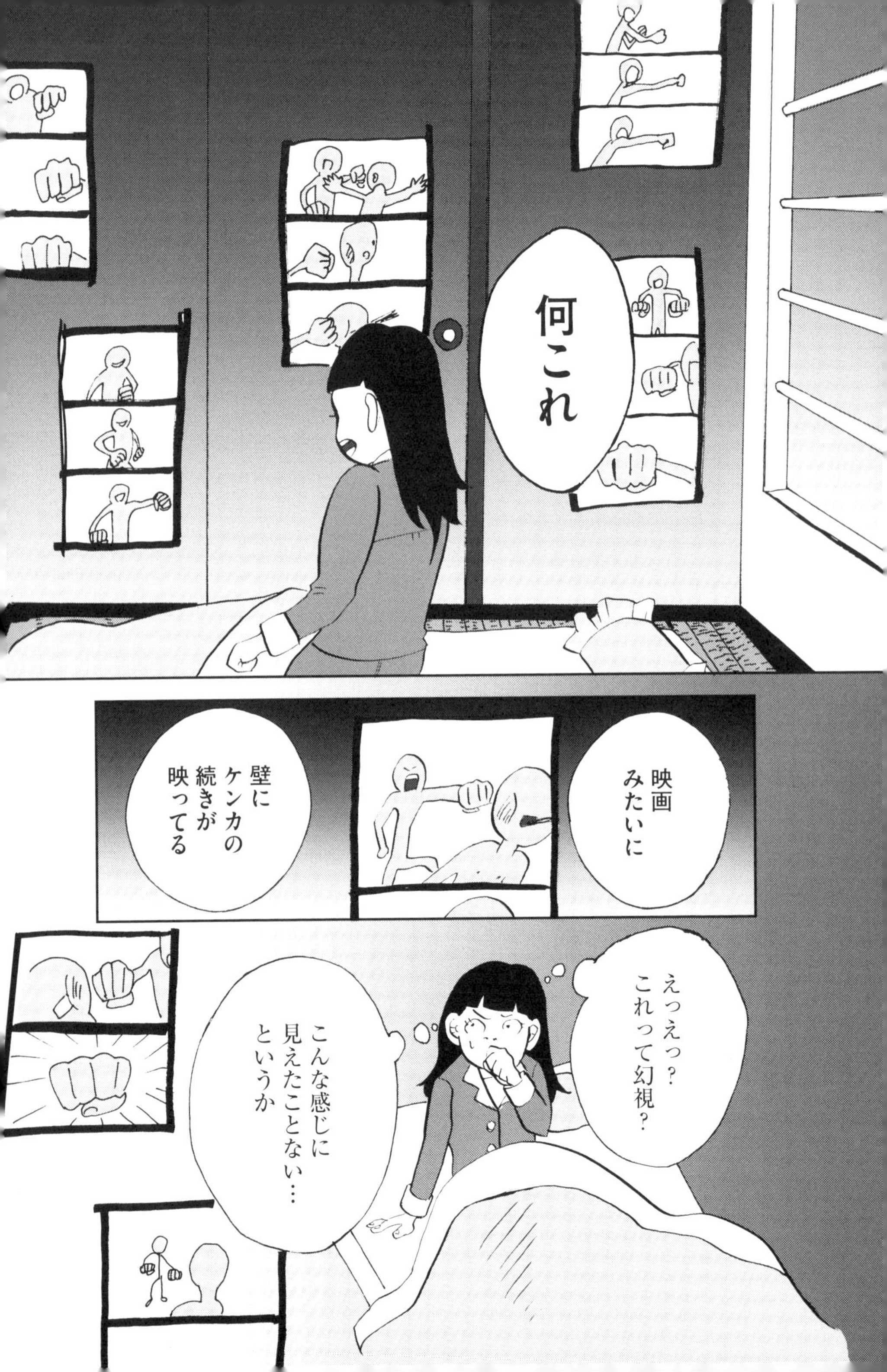
何これ
映画みたいに
壁にケンカの続きが映ってる
えっえっ？これって幻視？
こんな感じに見えたことない…というか

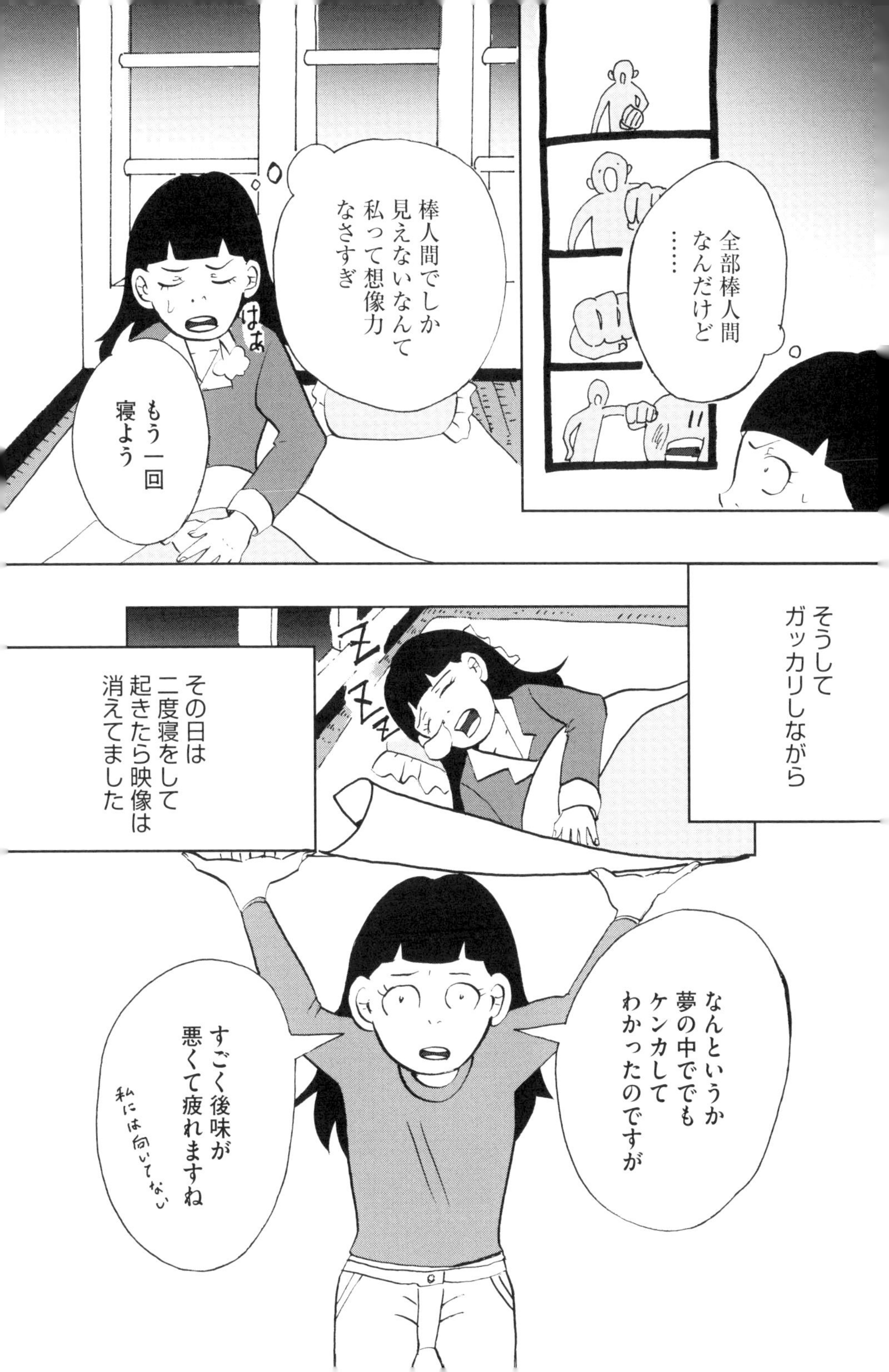

全部棒人間なんだけど……
棒人間でしか見えないなんて私って想像力なさすぎ
はぁ
もう一回寝よう
そうしてガッカリしながら
その日は二度寝をして起きたら映像は消えてました
なんというか夢の中ででもケンカしてわかったのですが
すごく後味が悪くて疲れますね
私には向いてない

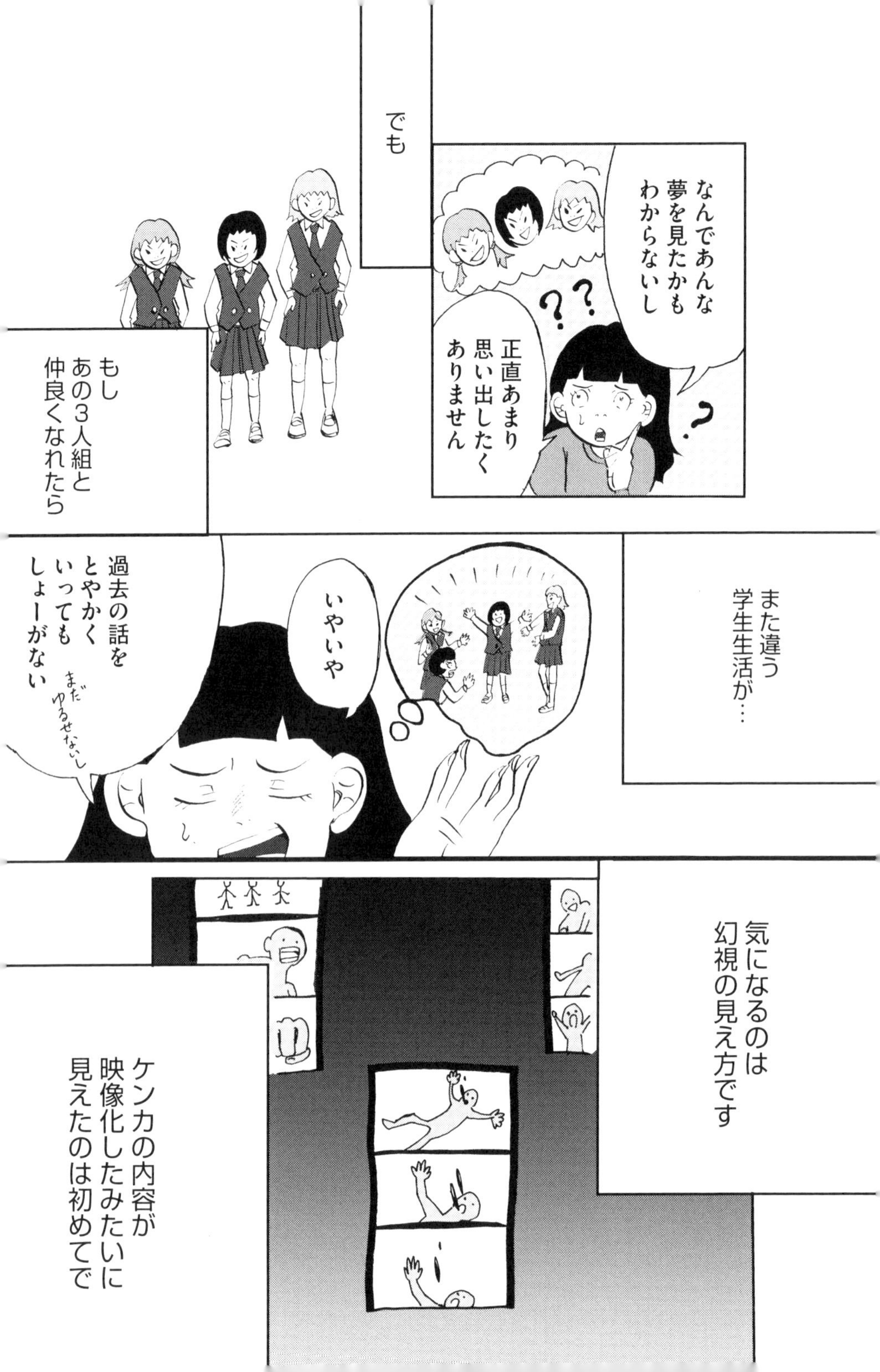
なんであんな夢を見たかもわからないし
正直あまり思い出したくありません
でも
もしあの3人組と仲良くなれたら
また違う学生生活が…
いやいや
過去の話をとやかくいってもしょーがない
まだゆるせないし
気になるのは幻視の見え方です
ケンカの内容が映像化したみたいに見えたのは初めてでで

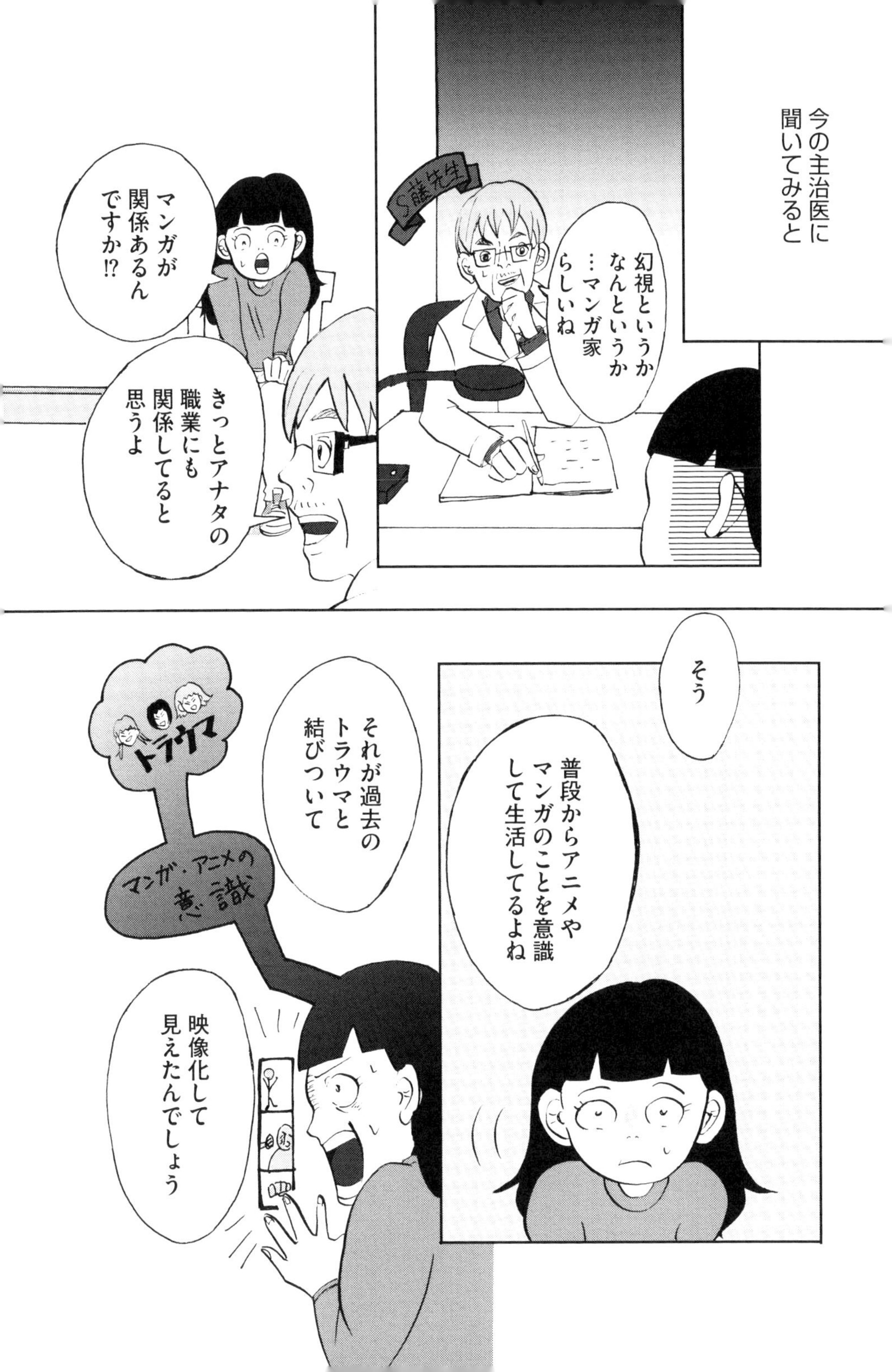

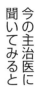

今の主治医に聞いてみると
S藤先生
幻視というかなんというか…マンガ家らしいね
マンガが関係あるんですか⁉
きっとアナタの職業にも関係してると思うよ
そう
普段からアニメやマンガのことを意識して生活してるよね
それが過去のトラウマと結びついて
トラウマ
マンガ.アニメの意識
映像化して見えたんでしょう

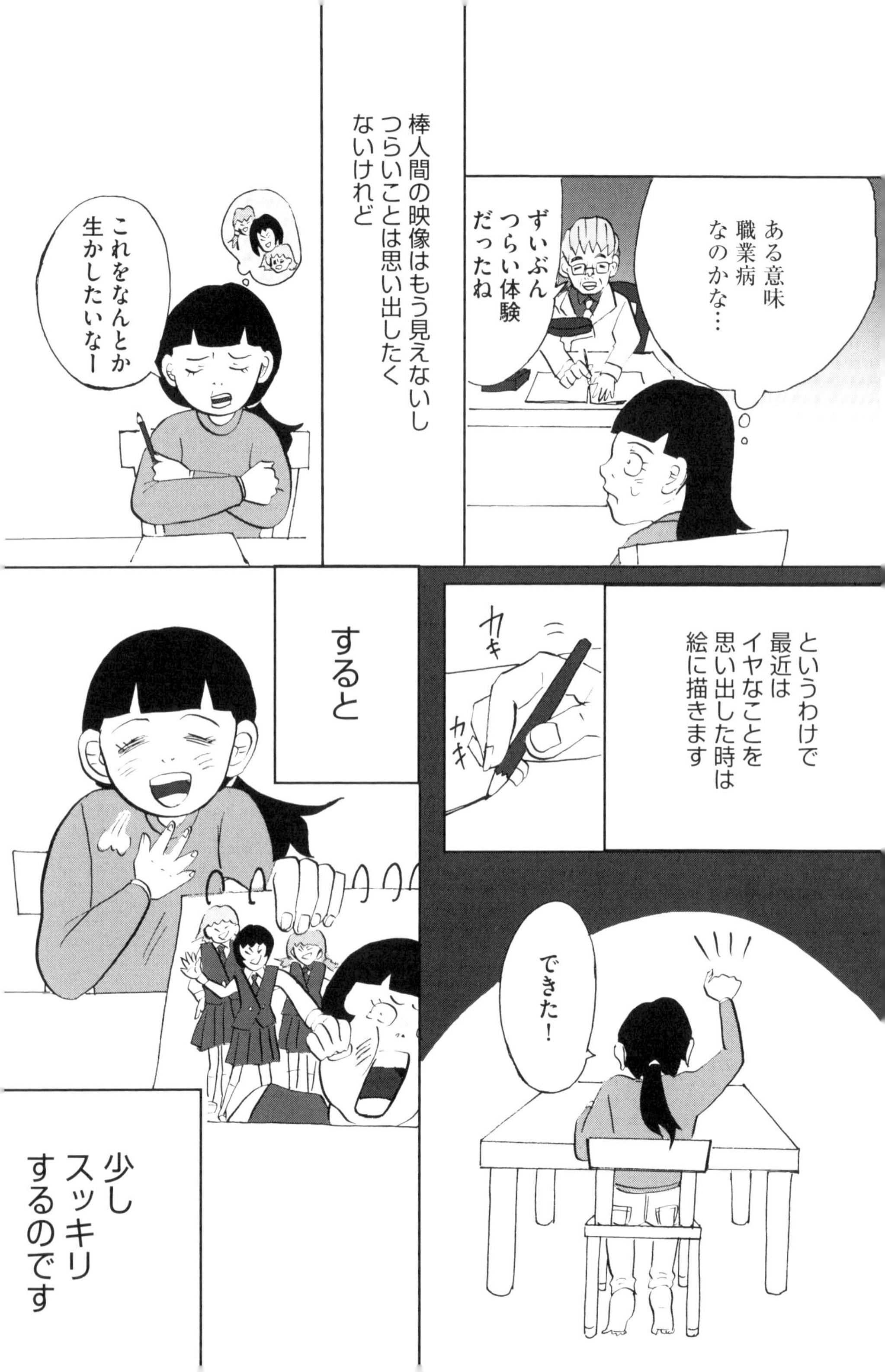
ある意味職業病なのかな…
ずいぶんつらい体験だったね
棒人間の映像はもう見えないしつらいことは思い出したくないけれど
これをなんとか生かしたいなー
というわけで最近はイヤなことを思い出した時は絵に描きます
カキ
カキ
すると
できた！
少しスッキリするのです

Chapter.8
必要とされないもの

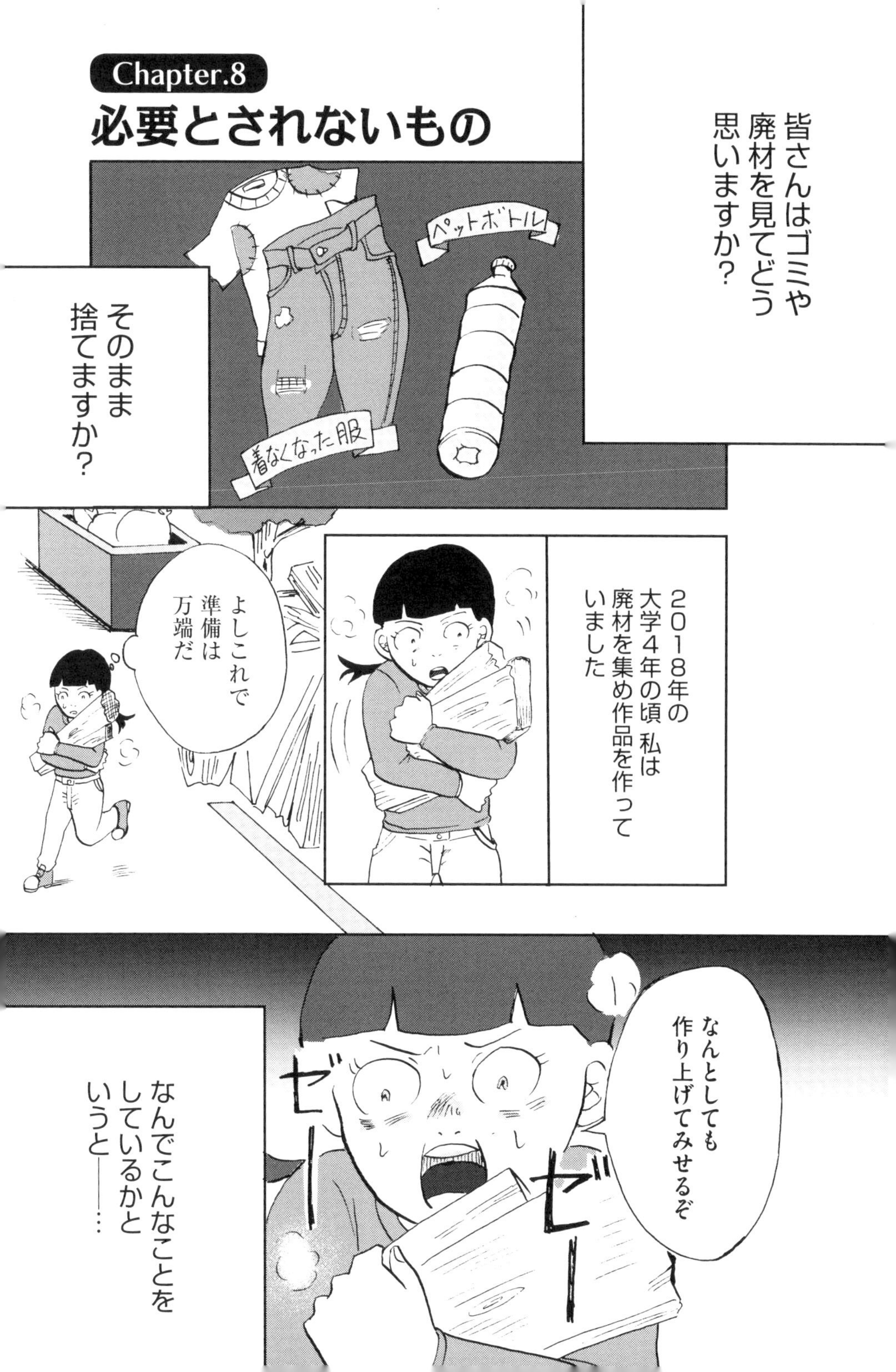
皆さんはゴミや廃材を見てどう思いますか？
ペットボトル
着なくなった服
そのまま捨てますか？
2018年の大学4年の頃 私は廃材を集め作品を作っていました
よしこれで準備は万端だ
なんとしても作り上げてみせるぞ
ゼー
ゼー
なんでこんなことをしているかと いうと――…

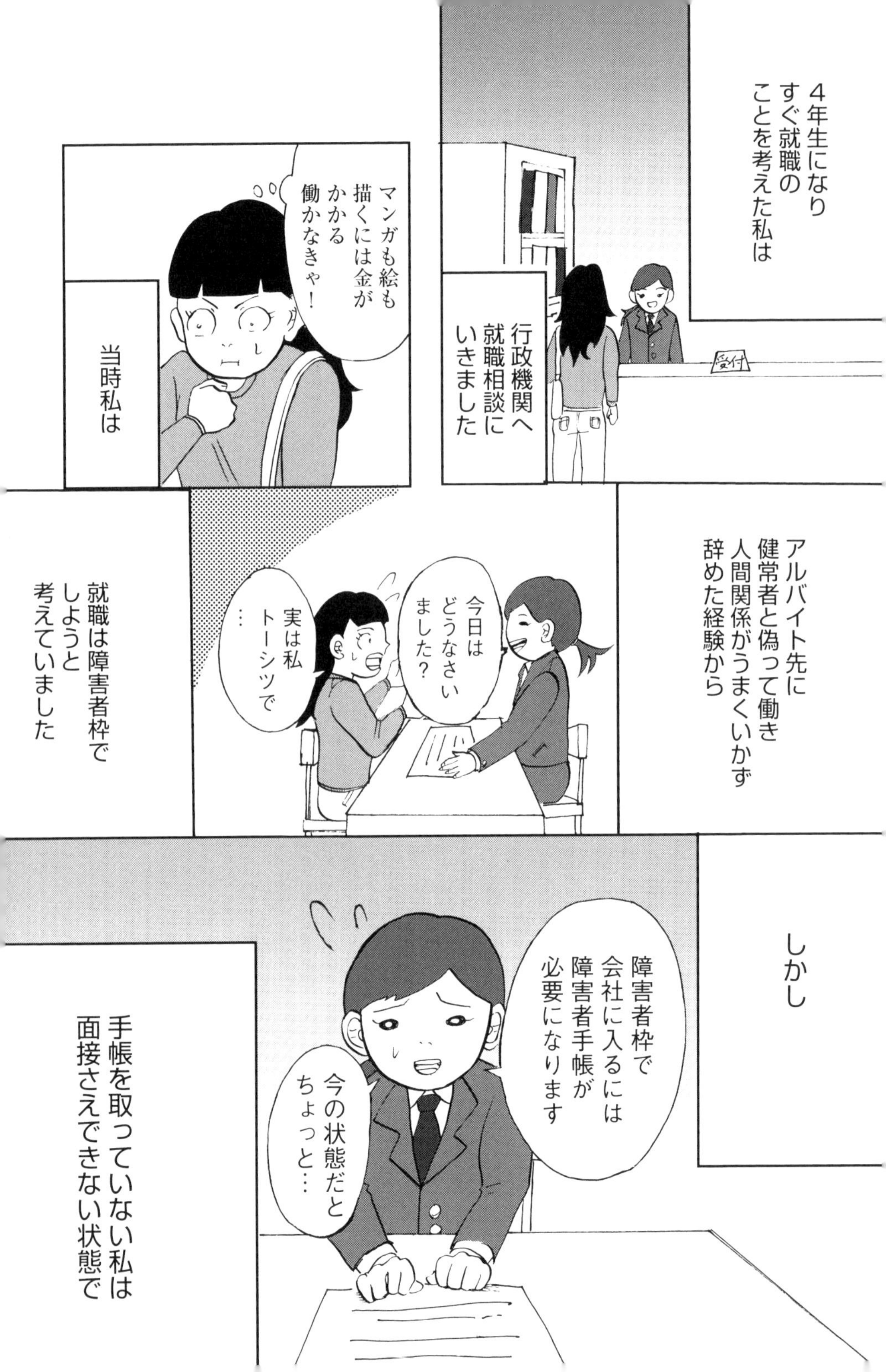
4年生になりすぐ就職のことを考えた私は
受付
行政機関へ就職相談にいきました
マンガも絵も描くには金がかかる働かなきゃ!
当時私は
アルバイト先に健常者と偽って働き人間関係がうまくいかず辞めた経験から
今日はどうなさいました?
実は私トーシツで…
就職は障害者枠でしようと考えていました
しかし
障害者枠で会社に入るには障害者手帳が必要になります
今の状態だとちょっと…
手帳を取っていない私は面接さえできない状態で

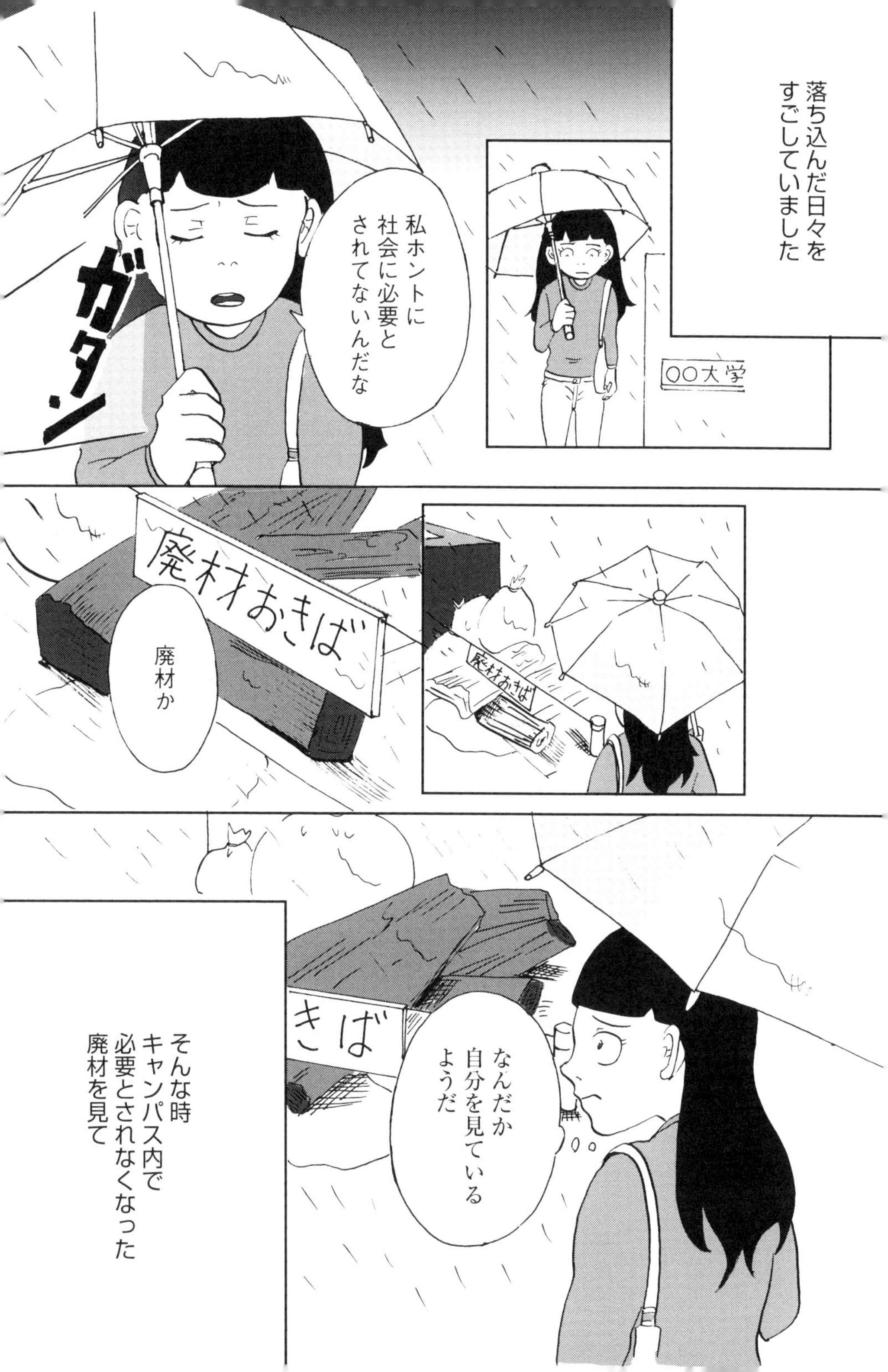

落ち込んだ日々を
すごしていました
○○大学
私ホントに社会に必要とされてないんだな
ガタン
廃材おきば
廃材おきば
廃材か
そんな時キャンパス内で必要とされなくなった廃材を見て
きば
なんだか自分を見ているようだ

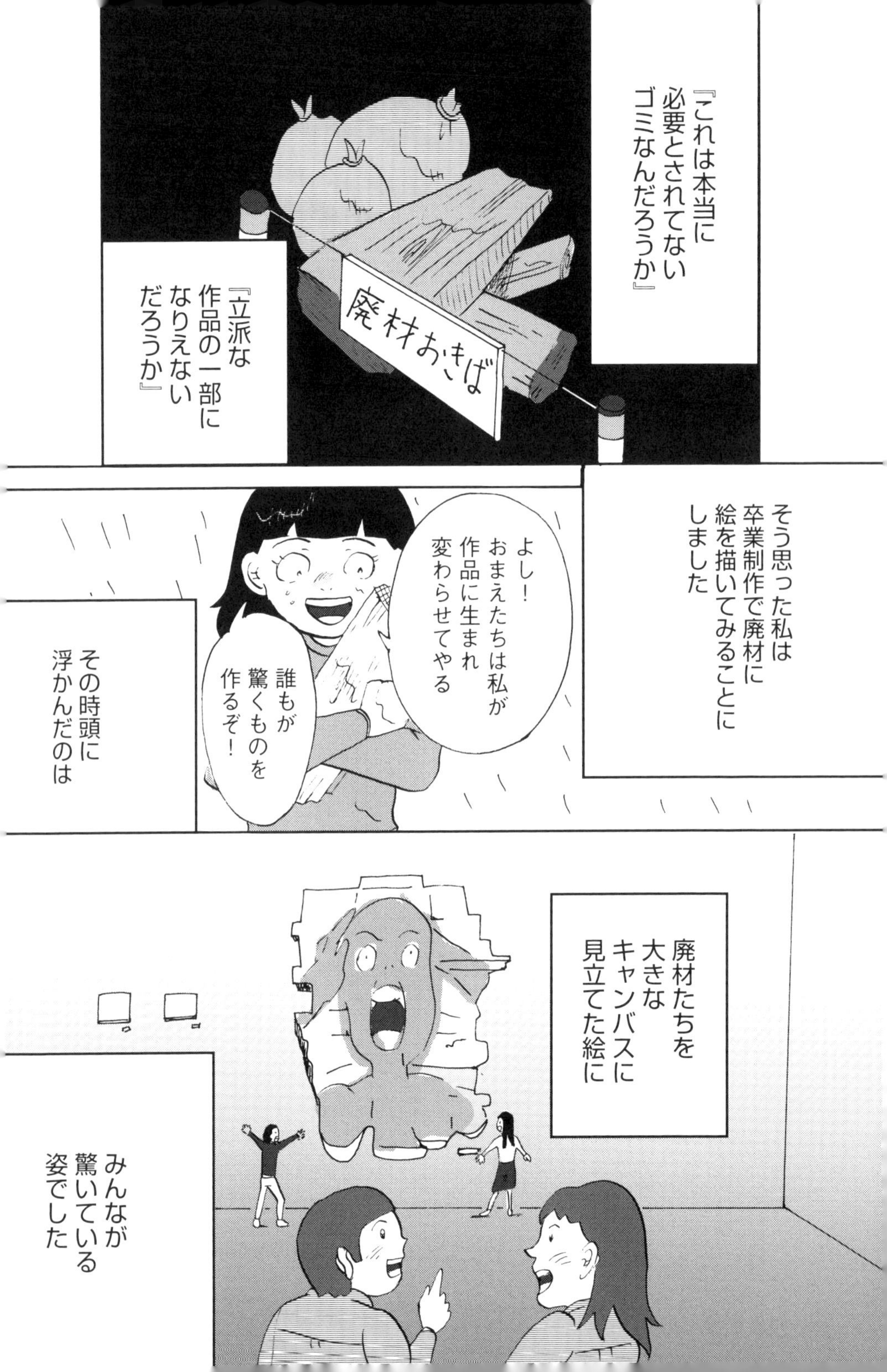
『これは本当に必要とされてないゴミなんだろうか』
廃材おきば
『立派な作品の一部になりえないだろうか』
そう思った私は卒業制作で廃材に絵を描いてみることにしました
よし！おまえたちは私が作品に生まれ変わらせてやる
誰もが驚くものを作るぞ！
その時頭に浮かんだのは
廃材たちを大きなキャンバスに見立てた絵に
みんなが驚いている姿でした

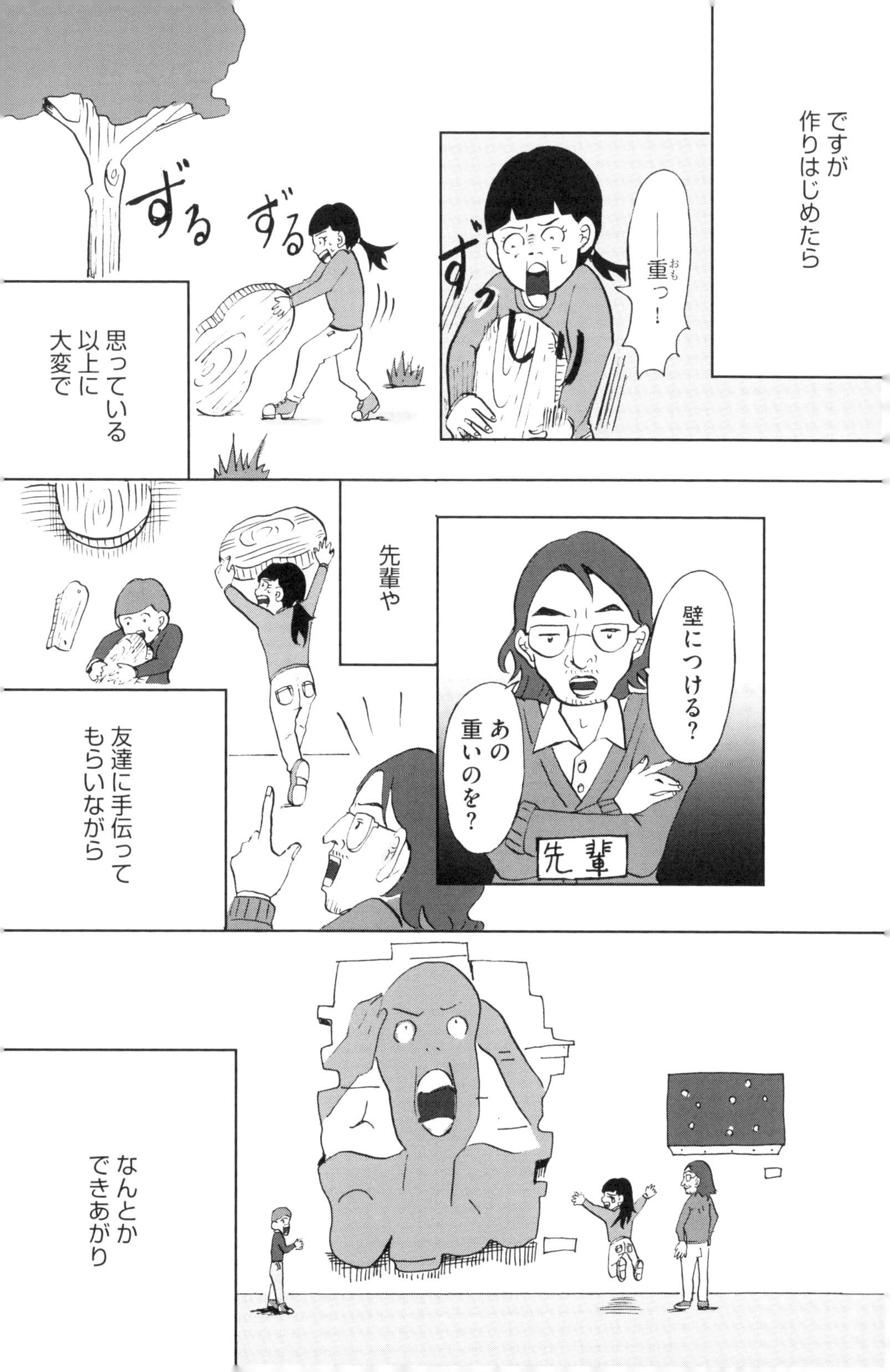
ですが
作りはじめたら
ずっしり
——重《おも》っ！
ずる ずる
思っている
以上に
大変で
先輩や
壁につける？
あの
重いのを？
先輩
友達に手伝って
もらいながら
なんとか
できあがり

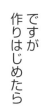

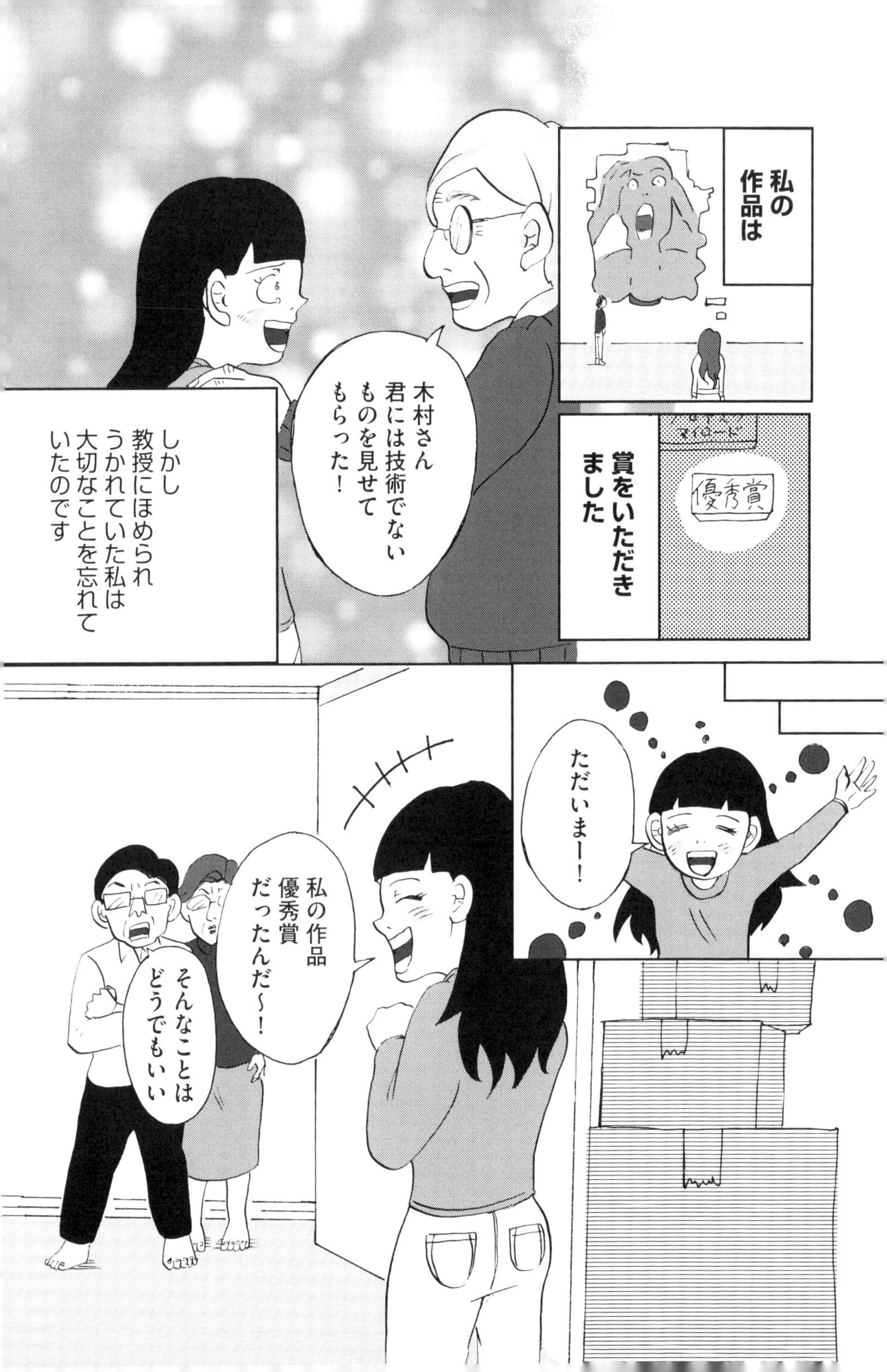

私の作品は
賞をいただきました
優秀賞
木村さん君には技術でないものを見せてもらった！
しかし教授にほめられうかれていた私は大切なことを忘れていたのです
ただいまー！
私の作品優秀賞だったんだ〜！
そんなことはどうでもいい

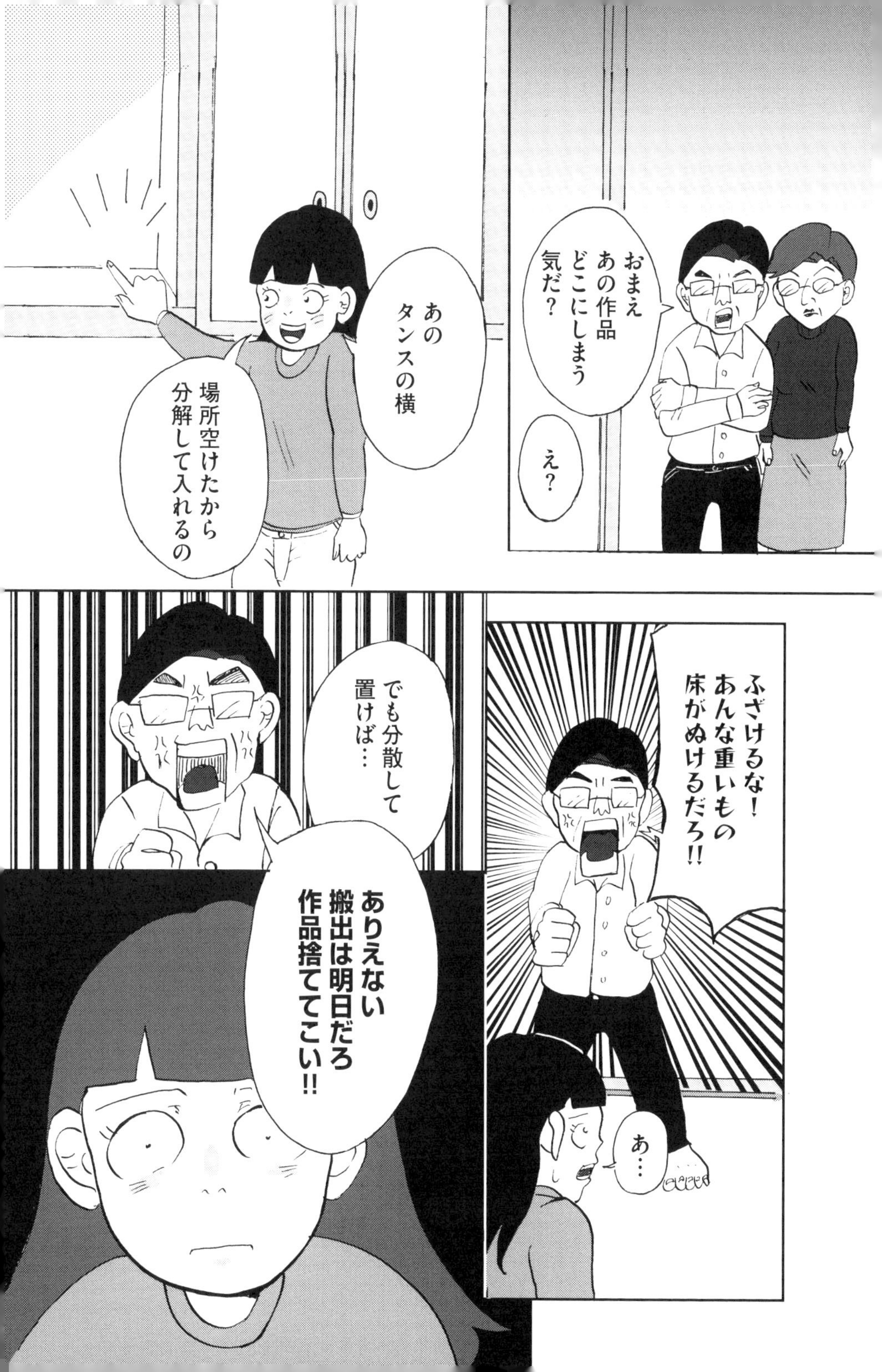
おまえ
あの作品
どこにしまう
気だ？
え？
あの
タンスの横
場所空けたから
分解して入れるの
ふざけるな！
あんな重いもの
床がぬけるだろ!!
あ…
でも分散して
置けば…
ありえない
搬出は明日だろ
作品捨ててこい!!

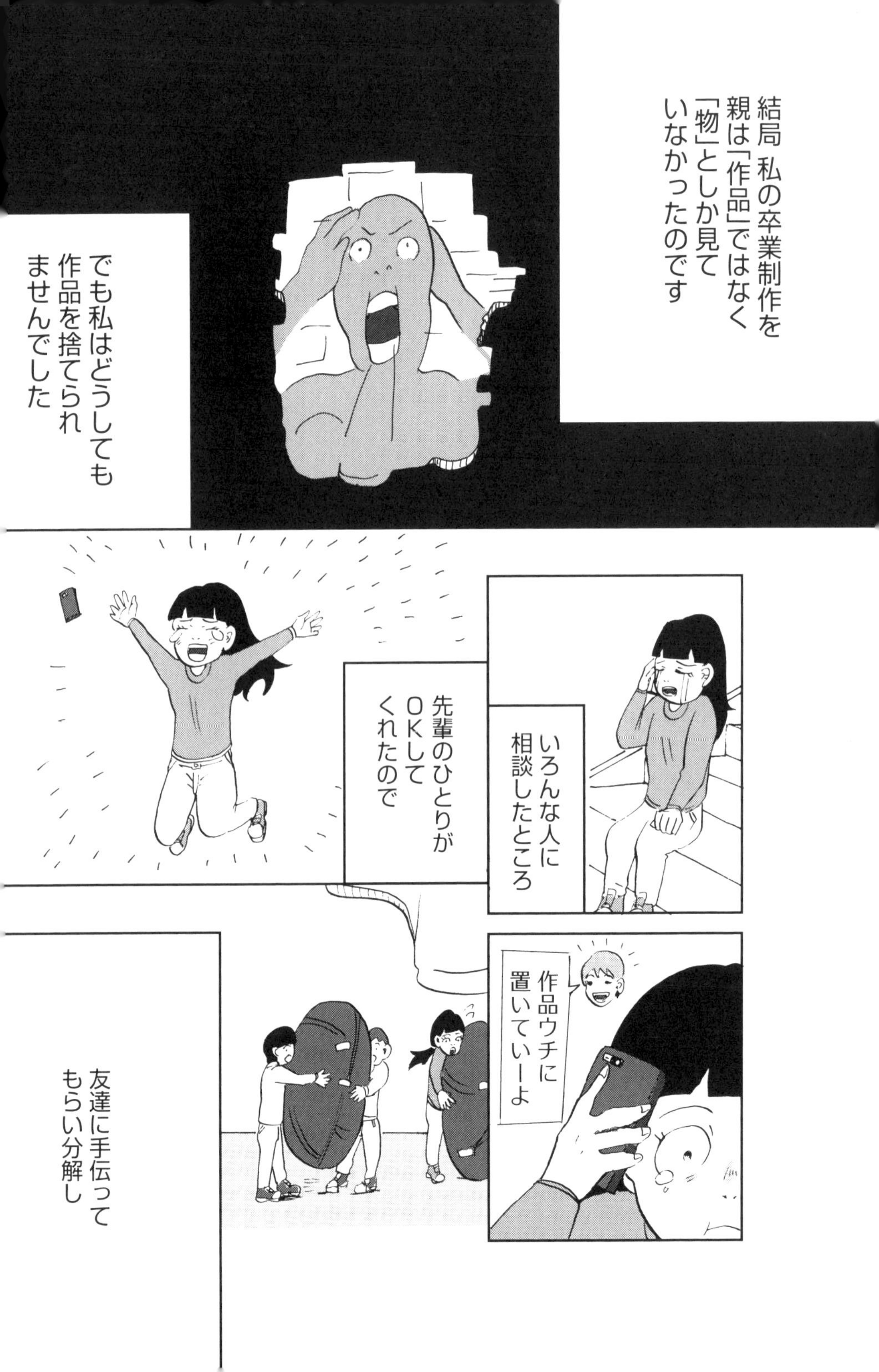
結局 私の卒業制作を
親は「作品」ではなく
「物」としか見て
いなかったのです
でも私はどうしても
作品を捨てられ
ませんでした
いろんな人に
相談したところ
先輩のひとりが
OKして
くれたので
作品ウチに
置いていーよ
友達に手伝って
もらい分解し

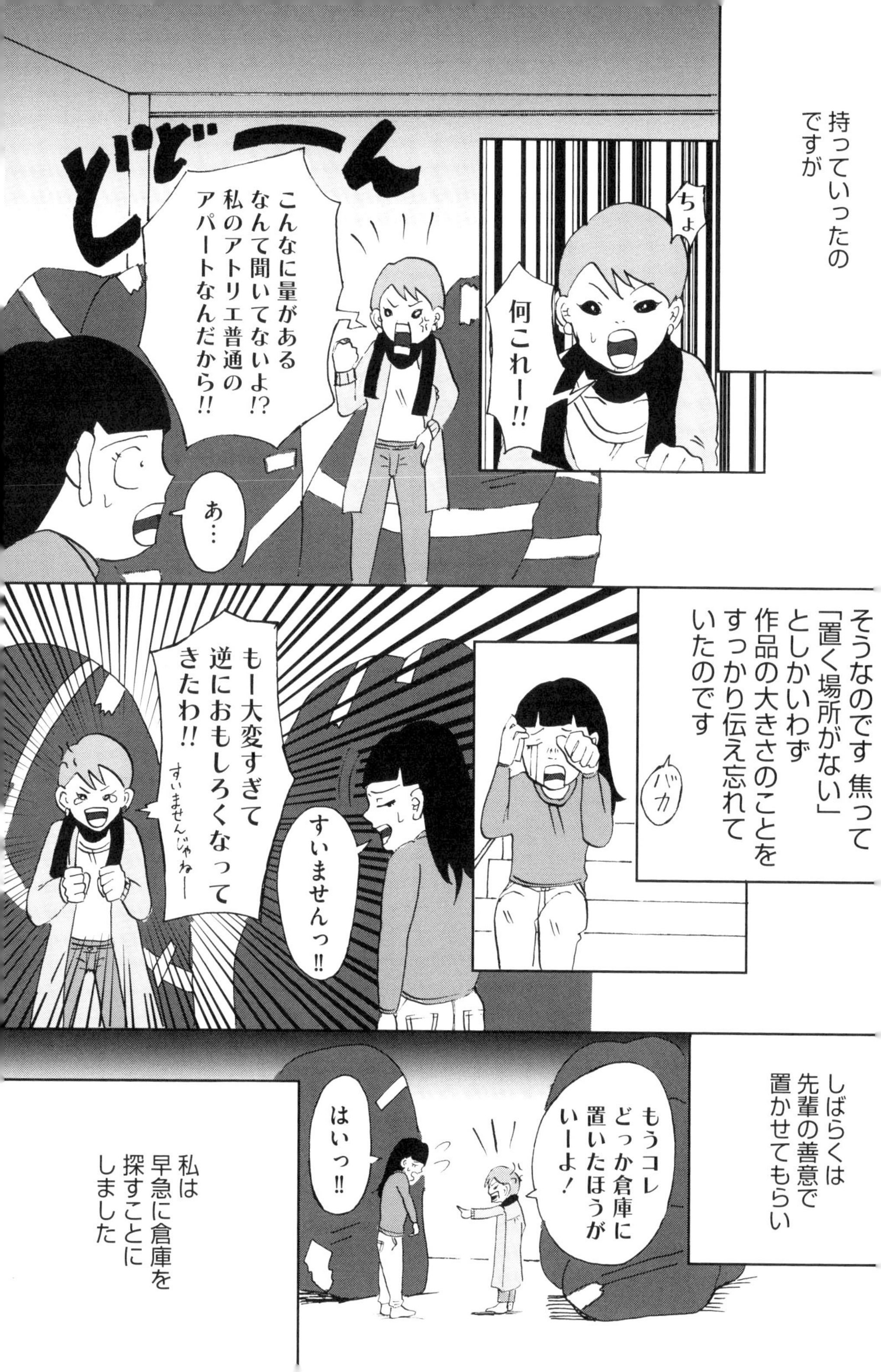
持っていったのですが
ちょ
何これー!!
どどーん
こんなに量があるなんて聞いてないよ!? 私のアトリエ普通のアパートなんだから!!
あ…
そうなのです 焦って「置く場所がない」としかいわず作品の大きさのことをすっかり伝え忘れていたのです
バカ
もー大変すぎて逆におもしろくなってきたわ!!
すいませんじゃねー
すいませんっ!!
しばらくは先輩の善意で置かせてもらい
もうコレどっか倉庫に置いたほうがいーよ!
はいっ!!
私は早急に倉庫を探すことにしました

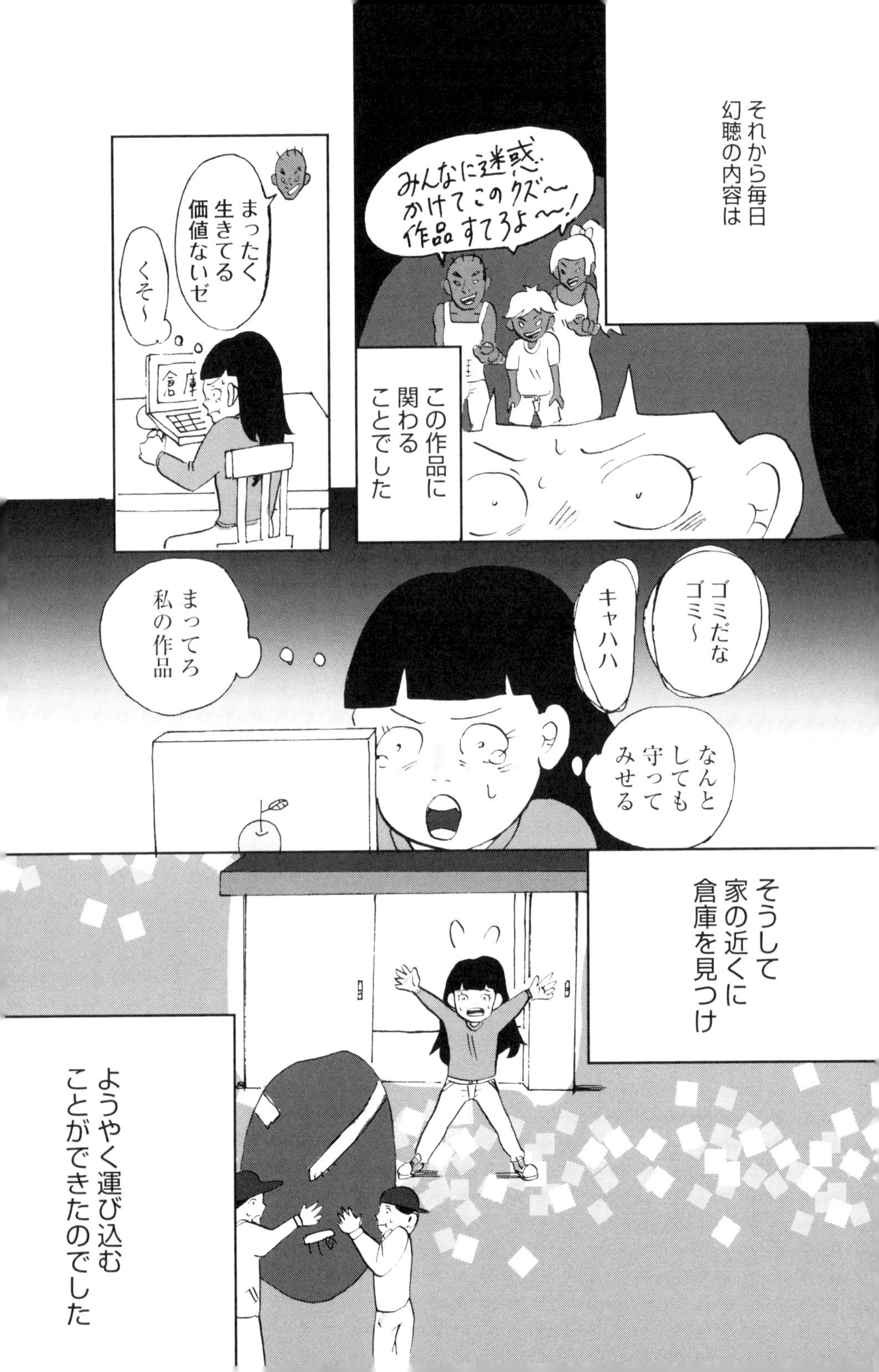
それから毎日
幻聴の内容は
みんなに迷惑かけてこのクズ〜作品すてろよ〜〜！
この作品に関わることでした
まったく生きてる価値ないゼ
くそ〜
倉庫
ゴミだなゴミ〜
キャハハハ
なんとしても守ってみせる
まってろ私の作品
そうして家の近くに倉庫を見つけ
ようやく運び込むことができたのでした

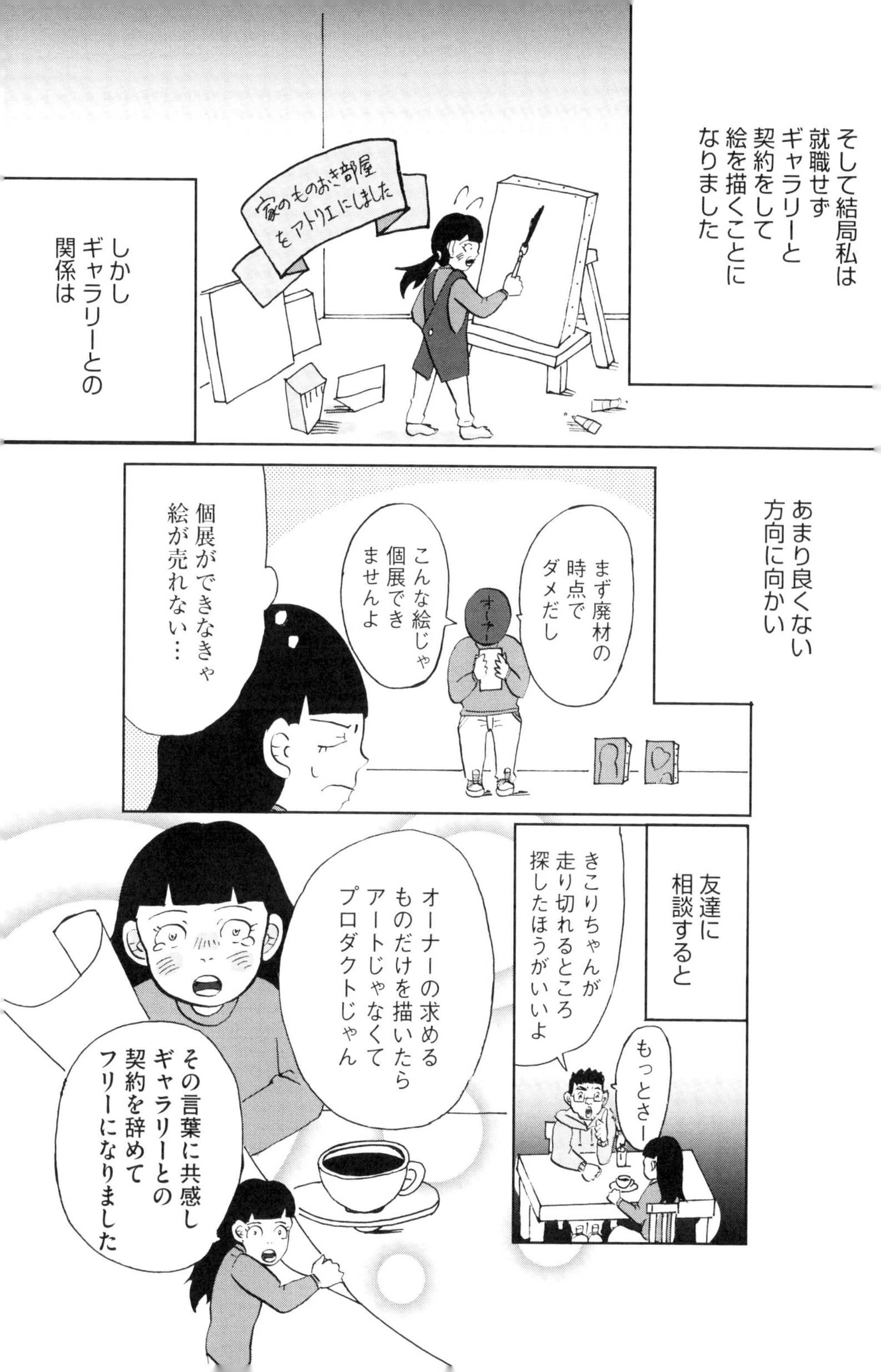
そして結局私は就職せずギャラリーと契約をして絵を描くことになりました
家のものおき部屋をアトリエにしました
しかしギャラリーとの関係は
あまり良くない方向に向かい
まず廃材の時点でダメだし
こんな絵じゃ個展できませんよ
オーナー
個展ができなきゃ絵が売れない…
友達に相談すると
きこりちゃんが走り切れるところ探したほうがいいよ
もっとさー
オーナーの求めるものだけを描いたらアートじゃなくてプロダクトじゃん
その言葉に共感しギャラリーとの契約を辞めてフリーになりました

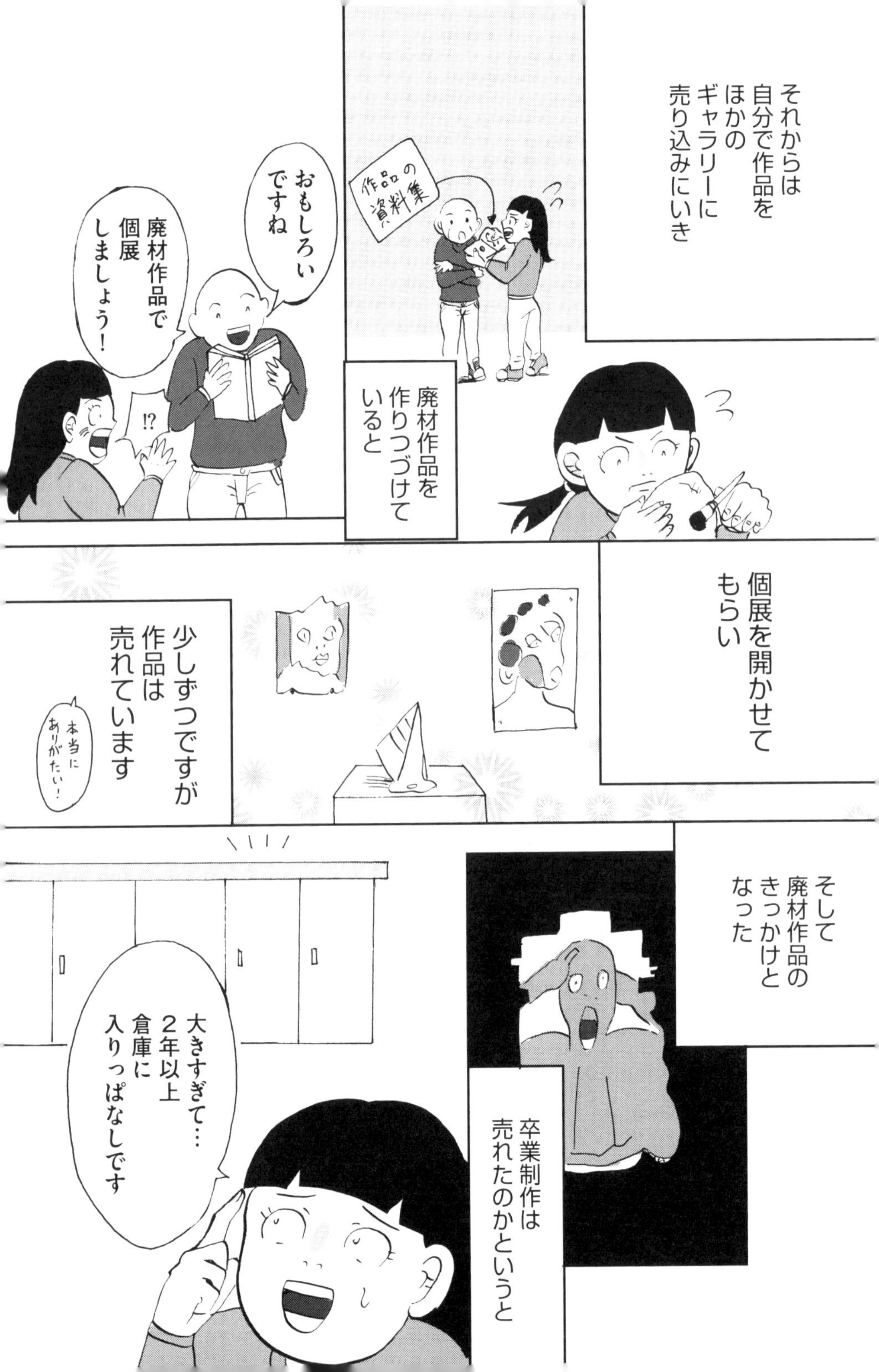
それからは自分で作品をほかのギャラリーに売り込みにいき
作品の資料集
廃材作品を作りつづけていると
おもしろいですね
廃材作品で個展しましょう！
!?
個展を開かせてもらい
少しずつですが作品は売れています
本当にありがたい！
そして廃材作品のきっかけとなった
卒業制作は売れたのかというと
大きすぎて…2年以上倉庫に入りっぱなしです

きこりのつぶやき 2

大学を卒業して2年がたちました。
入るのにすごく苦労した大学ですが、卒業するのも私にとってはすごく大変で、学科の単位を取ったり作品の制作をしていたらあっという間でした。
美大で私と友達になってくれた人たちはみんな優しくて、客観的にものを考える子が多く「浪人していた私は年だけとっているのに、考え方が稚拙だなぁ」と反省したりしました。
そして「もう少し自分も人に依存をせず自立していこう」と密かに目標を立てたのでした。
しかし実際卒業してみると友達とはLINEでつながっているのですが、みんな仕事をしているため連絡を取ると迷惑をかけるし、精神面で頼っていた大学の職員さんたちにも会えず部屋にひとり。
つらくて幻聴とずっとケンカをして一日が終わってしまった日もありました。マンガの仕事もあまり順調とはいえなかったので、ストレスがたまっていたのだと思います。

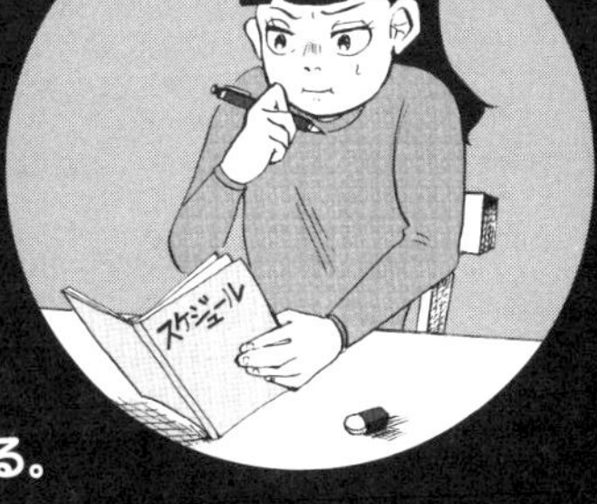

そこで「このままではまずい」と思い一日の大まかな計画を立てました。

- 朝は6時から7時の間に起きる。
- マンガの仕事は朝の9時から昼ごはんの休みを入れて14時までやる。
- 18時までに運動と夜ごはん。
- そしてそこから自分のできる範囲で油絵などの制作。

きこりのつぶやき 2

◆21時前後には寝る。

◆1週間のうち2日は自由に使える日を作る。

などです。

この計画表は大学でお世話になった、ソーシャルワーカーのM田さんと考えた計画の立て方を基にしています。これを作ることで一日のノルマが決めやすく集中力も上がりました（あくまで私の場合です）。

ごはんはなるべくタンパク質と野菜を多く取るようにして、納豆などを食べることが多いです。それでも運動量が少ないせいか太ってしまったので今ダイエット中です。

計画を立てて日々をすごしても、やっぱりいろんな幻視や幻聴が見えたり聞こえたりしてやらかしてしまうことがあります。それはこれからもマンガで皆さまに伝えていきたいと考えております。

そして皆さまが少しでも楽しんでくださると、私もとてもうれしいです。

Kikori no Tsubuyaki

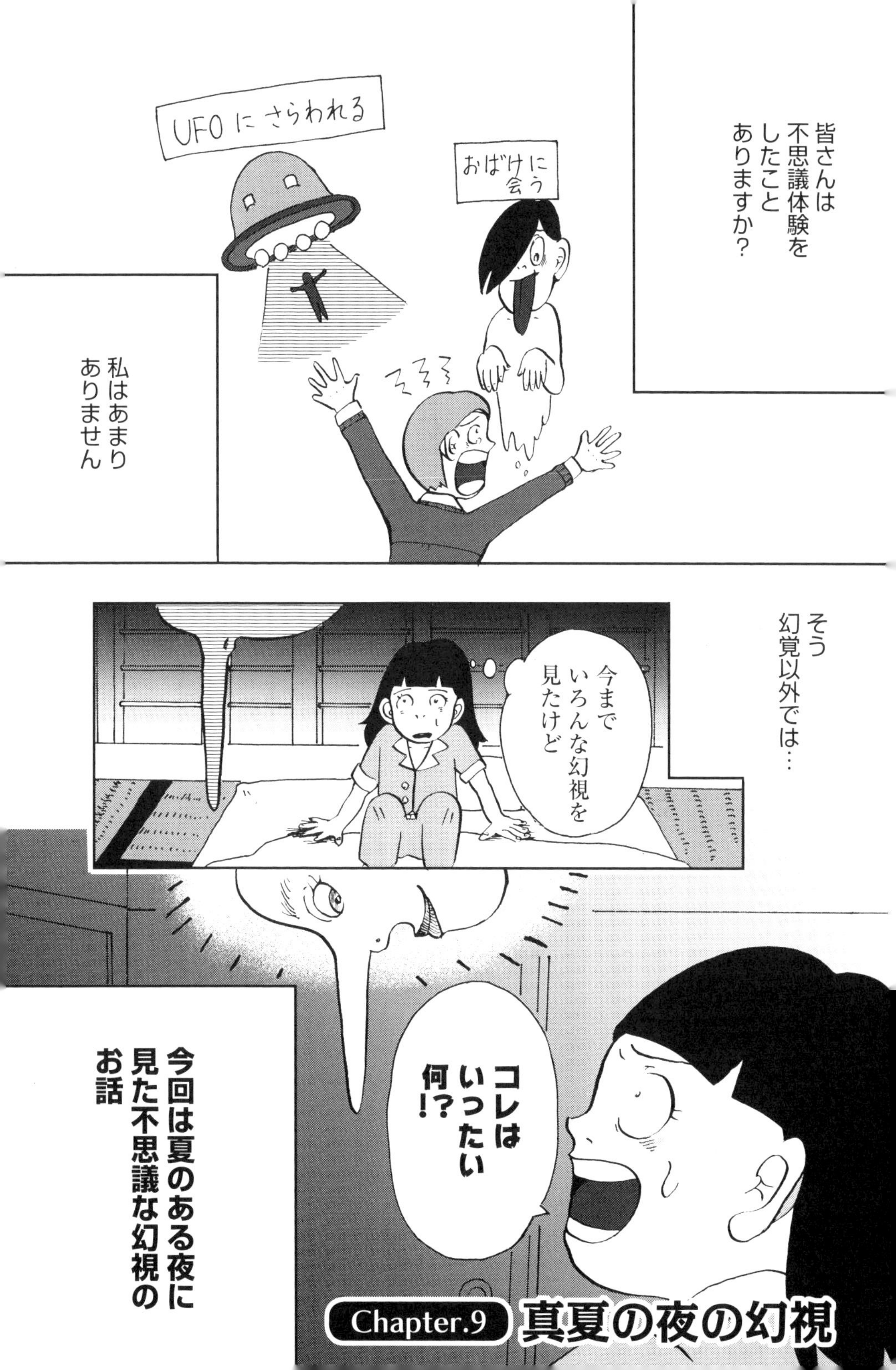
皆さんは不思議体験をしたことありますか?
UFOにさらわれる
おばけに会う
私はあまりありません
そう幻覚以外では…
今までいろんな幻視を見たけど
コレはいったい何!?
今回は夏のある夜に見た不思議な幻視のお話

Chapter.9 真夏の夜の幻視

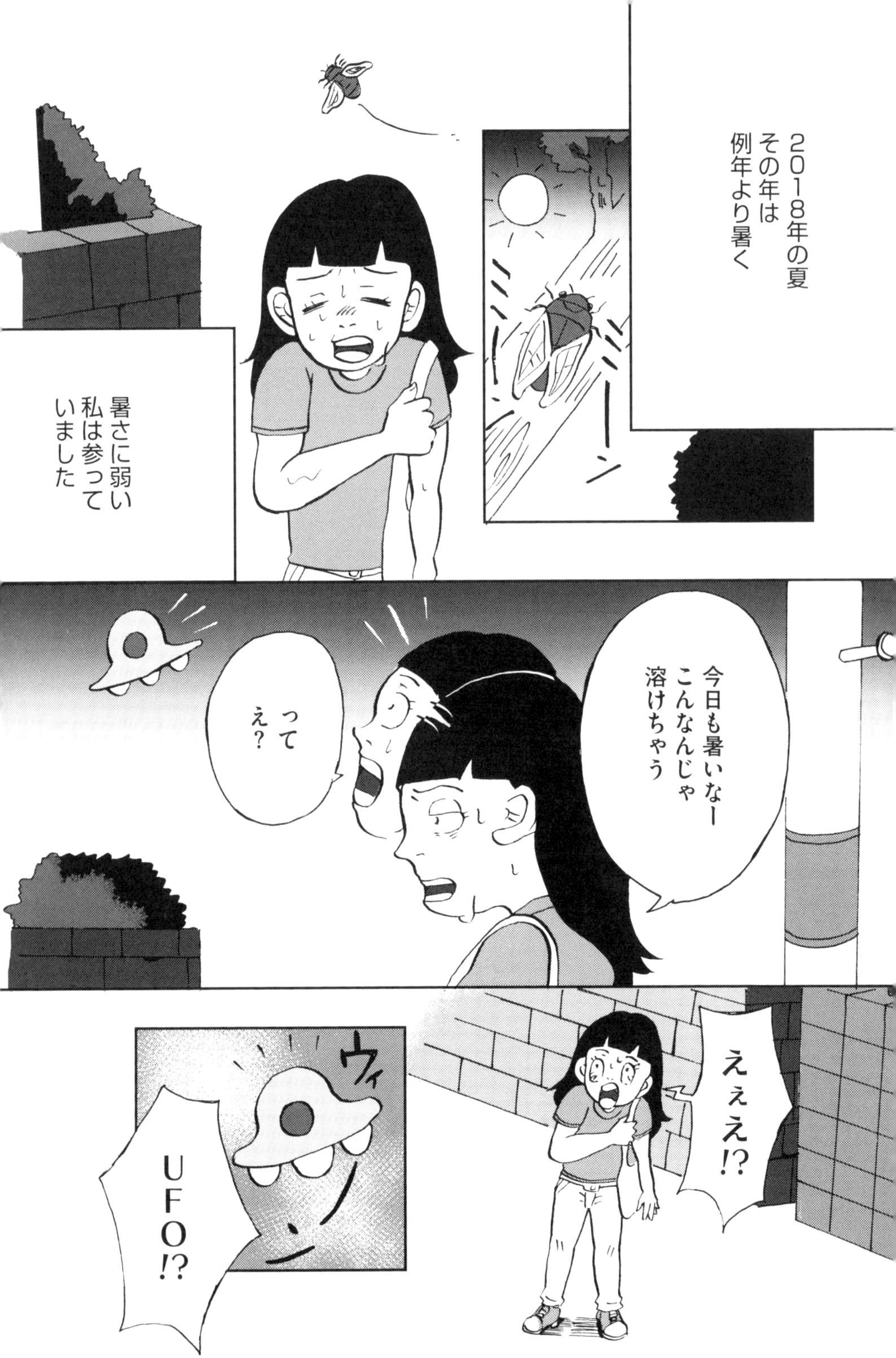

2018年の夏
その年は
例年より暑く
ミーン
ミー
暑さに弱い
私は参って
いました
今日も暑いなー
こんなんじゃ
溶けちゃう
って
え?
えぇえ!?
ウィーン
UFO!?

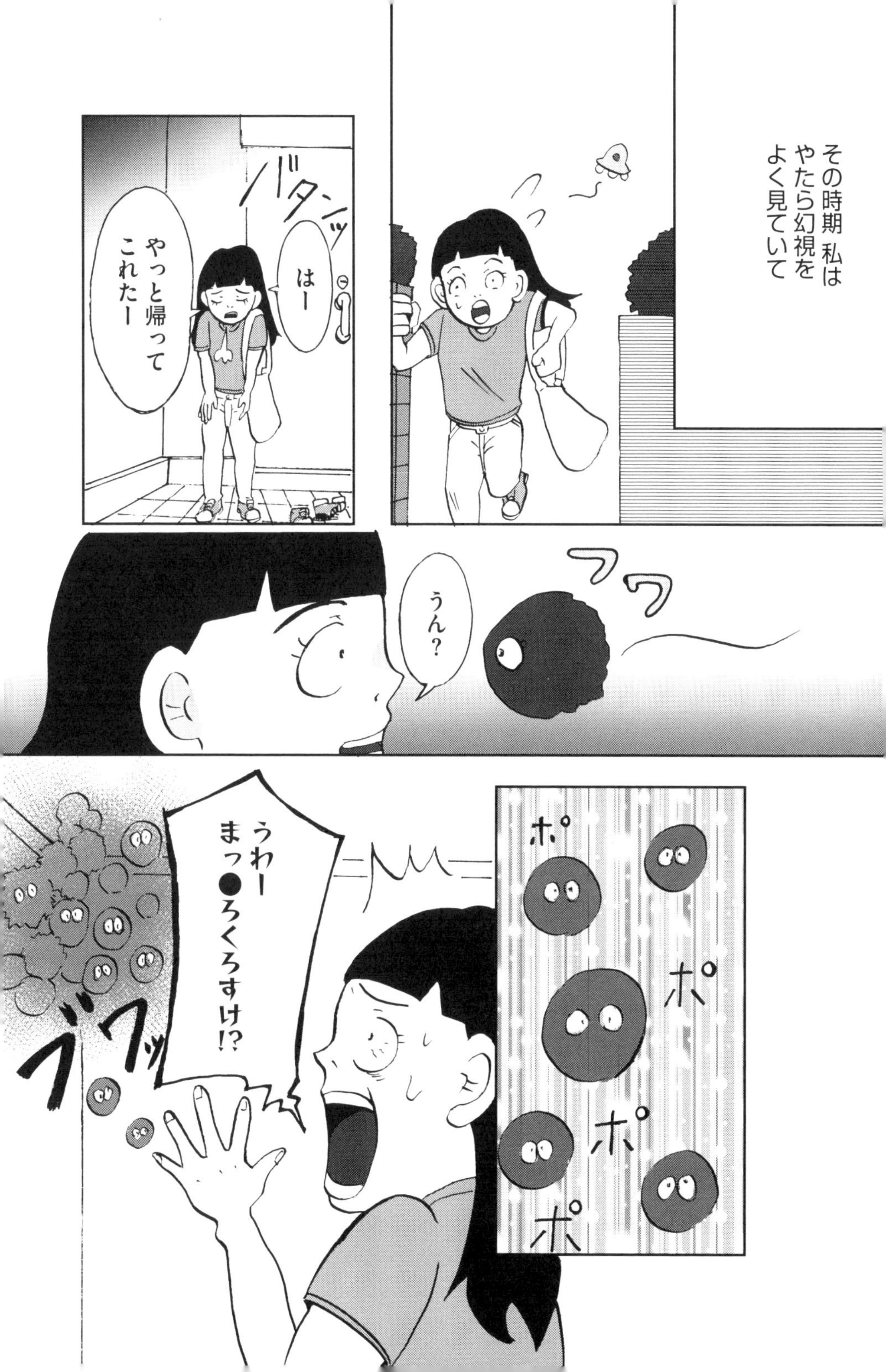
その時期 私は
やたら幻視を
よく見ていて
バタンッ
はー
やっと帰って
これたー
フワ
うん？
ポ
ポ
ポ
ポ
うわー
まっ●ろくろすけ!?
ブワッ

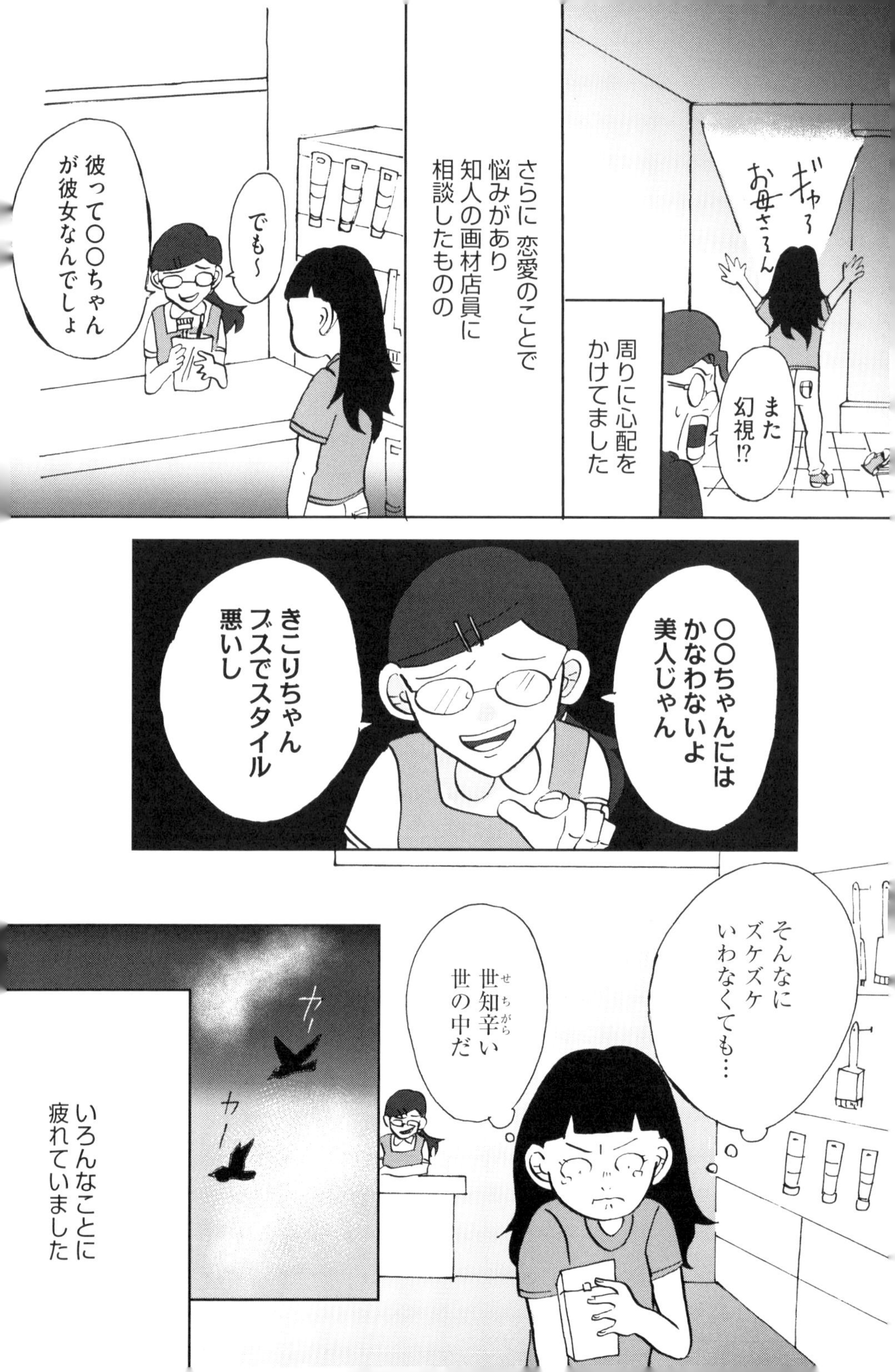
ギャ～
お母さ～ん
また幻視!?
周りに心配をかけてました
さらに 恋愛のことで悩みがあり知人の画材店員に相談したものの
でも～
彼って○○ちゃんが彼女なんでしょ
○○ちゃんにはかなわないよ美人じゃん
きこりちゃんブスでスタイル悪いし
そんなにズケズケいわなくても…
世知辛《せちがら》い世の中だ
カー
カー
いろんなことに疲れていました

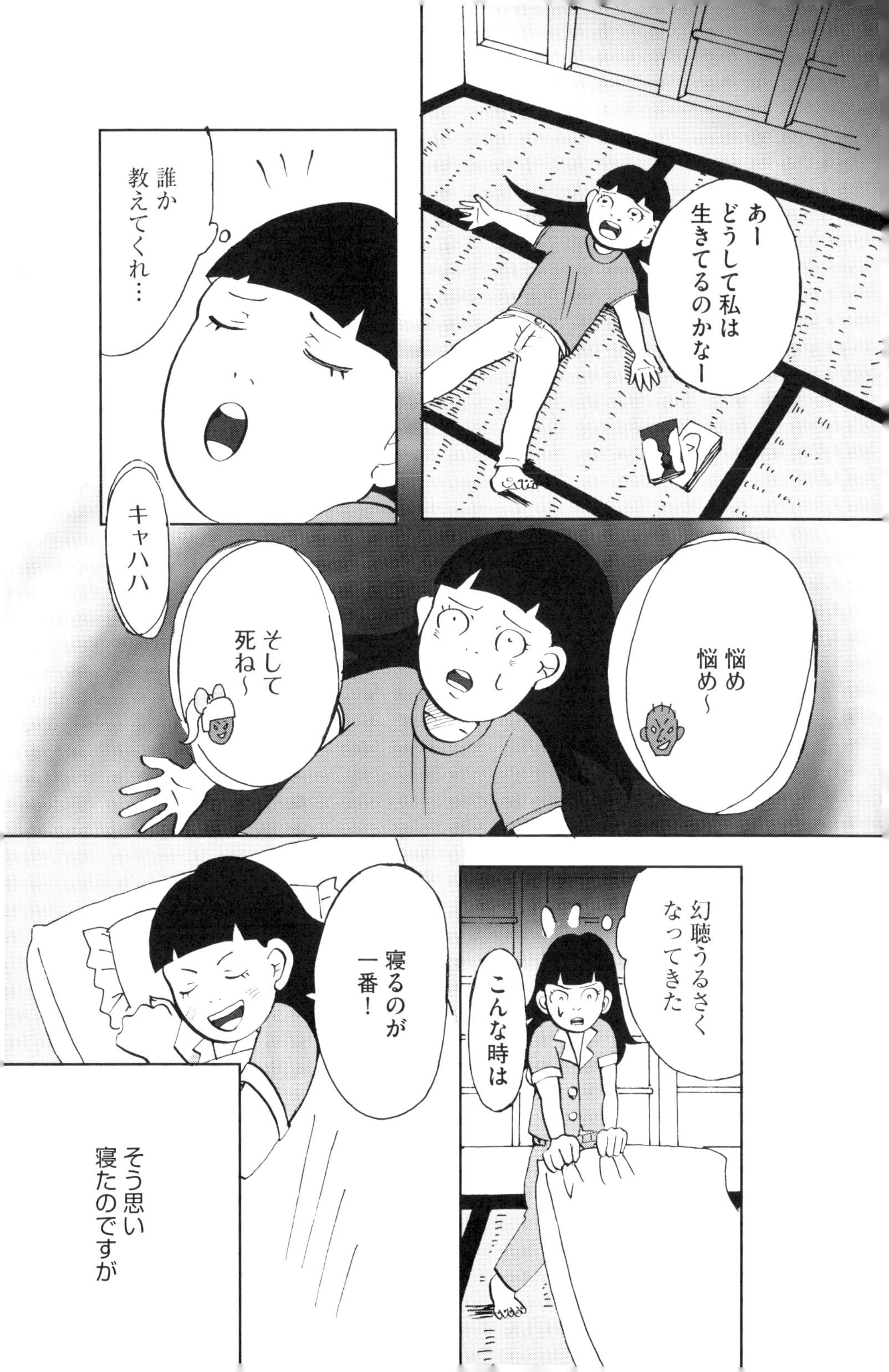
あー
どうして私は
生きてるのかなー
誰か
教えてくれ…
悩め
悩め～
そして
死ね～
キャハハハ
幻聴うるさく
なってきた
こんな時は
寝るのが
一番！
そう思い
寝たのですが

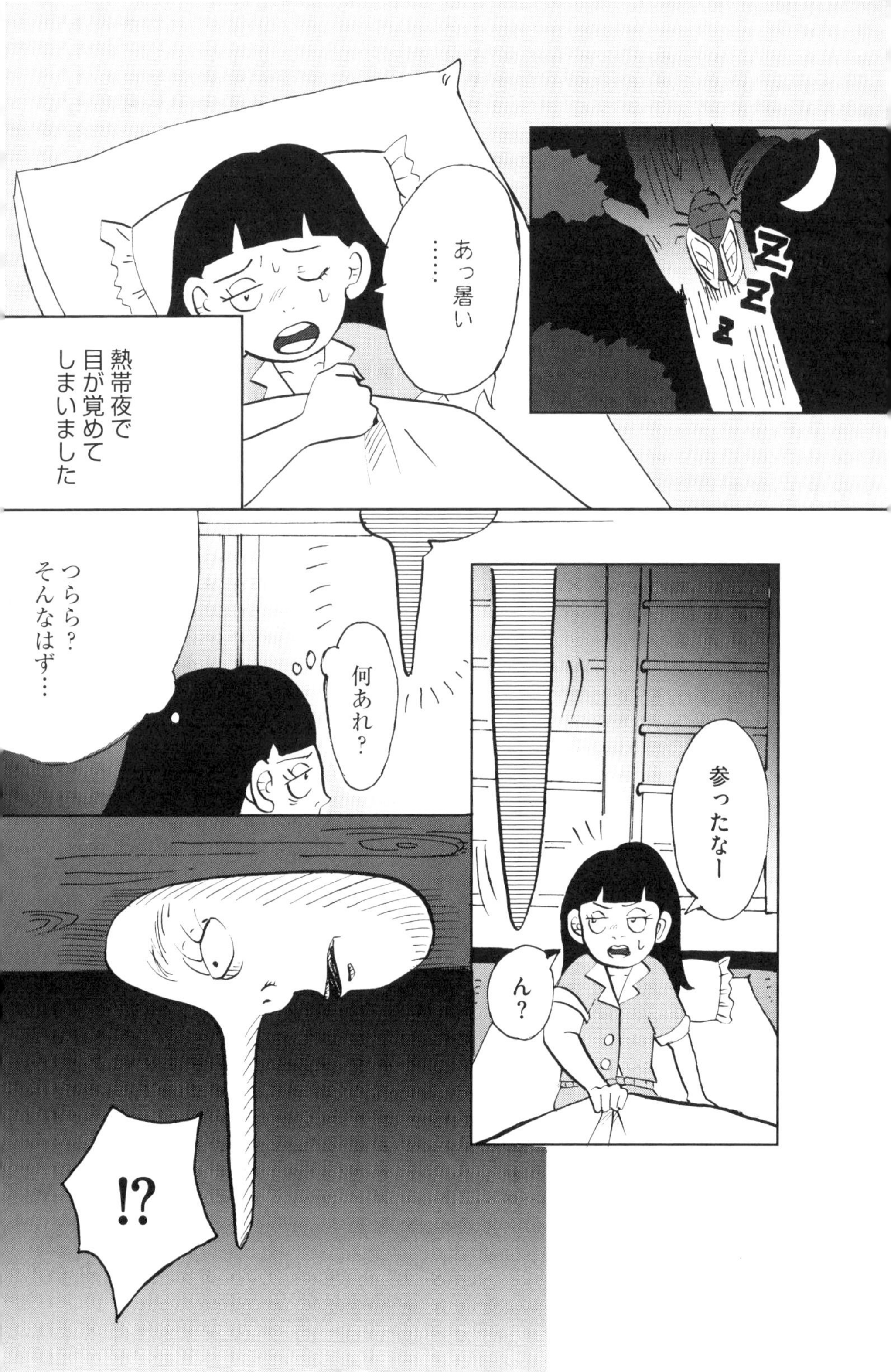
ZZZ
あっ暑い……
熱帯夜で目が覚めてしまいました
参ったなー
ん？
何あれ？
つらら？そんなはず…
!?

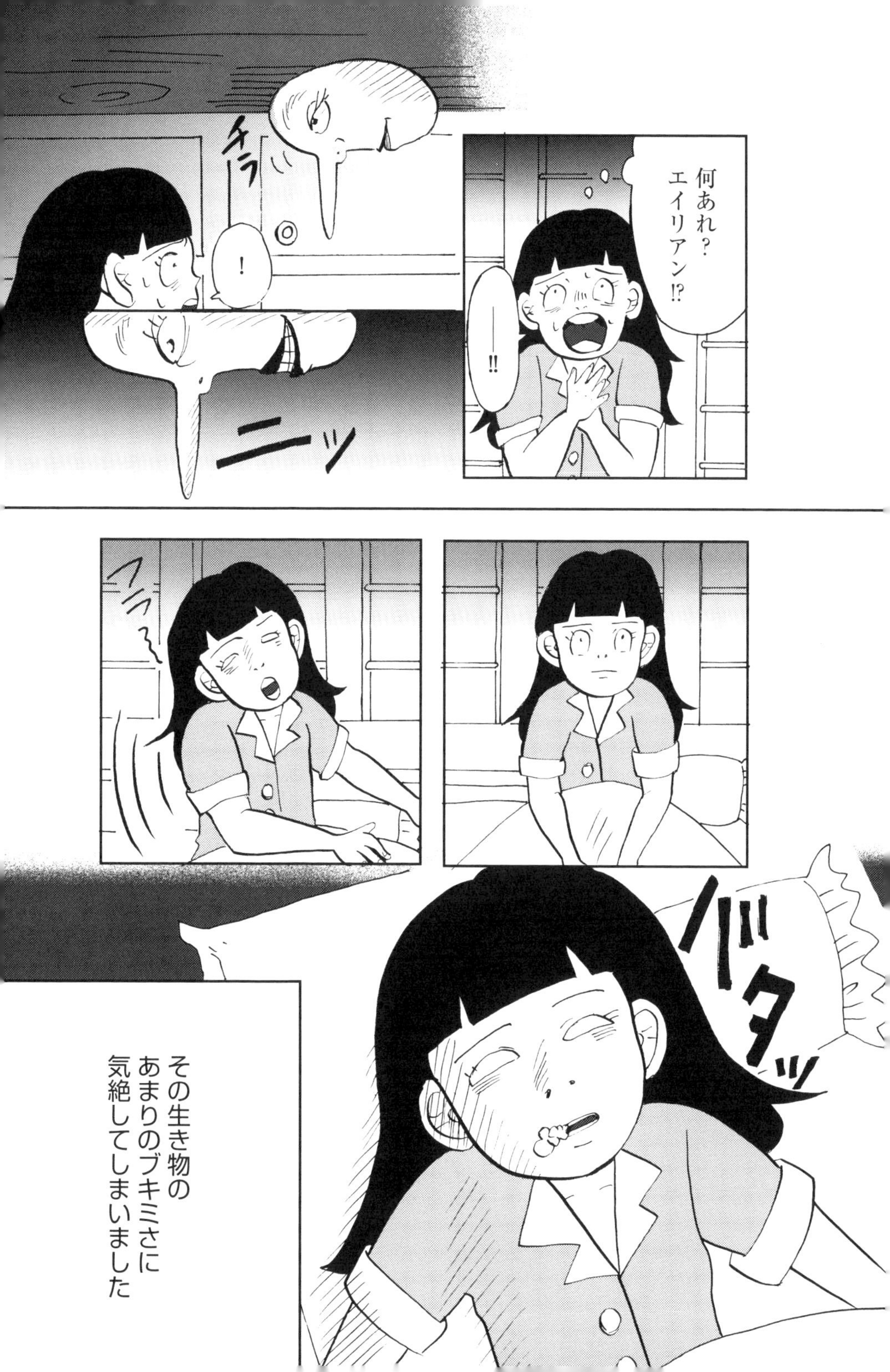
チラ
！
ニッ
何あれ？
エイリアン⁉
――‼
フラ〜
バタッ
その生き物の
あまりのブキミさに
気絶してしまいました

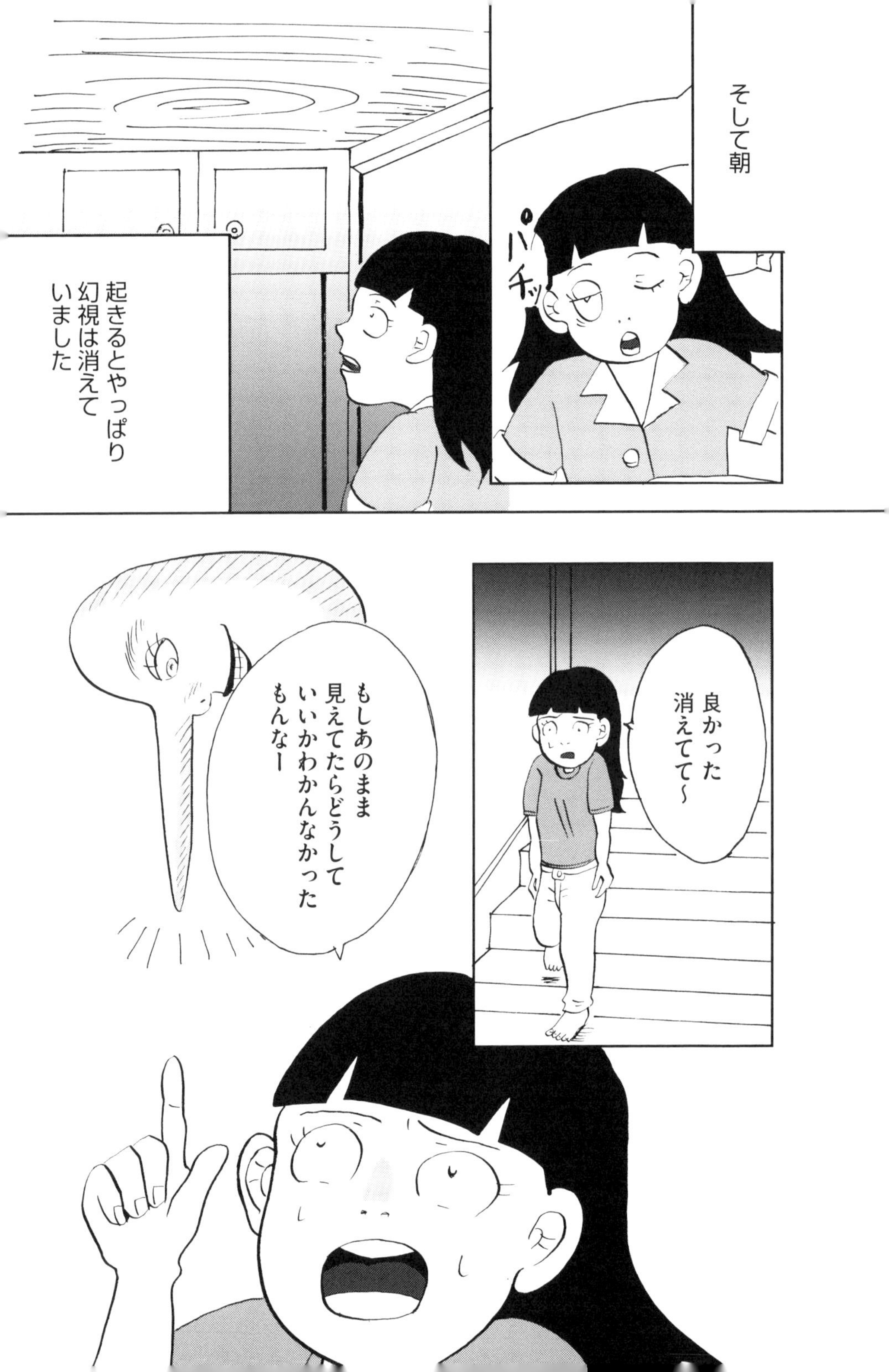
そして朝
パチッ
起きるとやっぱり幻視は消えていました
良かった消えてて～
もしあのまま見えてたらどうしていいかわかんなかったもんなー

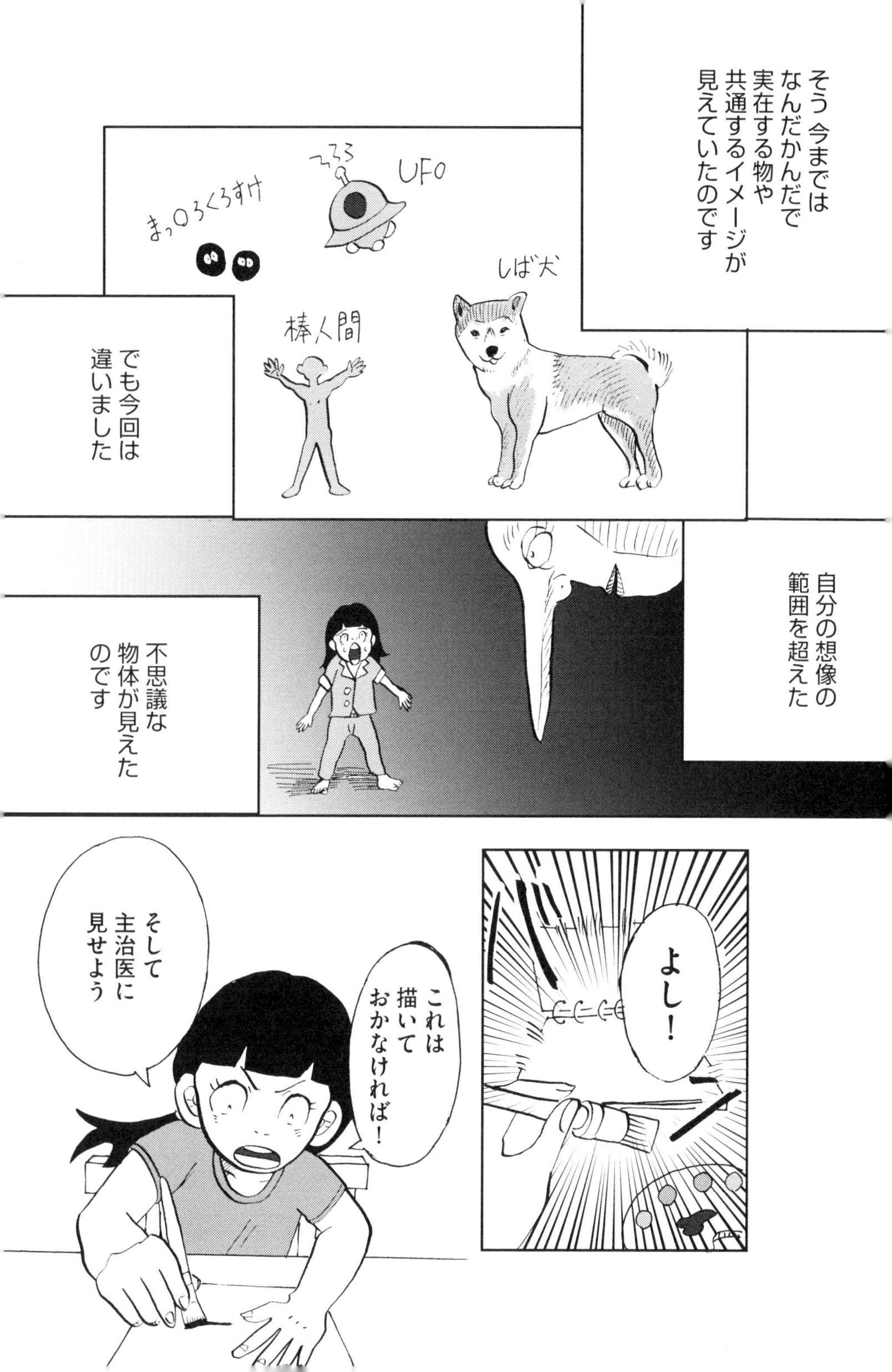
そう 今までは なんだかんだで 実在する物や 共通するイメージが 見えていたのです
UFO
まっ〇ろくろすけ
しば犬
棒人間
でも今回は 違いました
自分の想像の 範囲を超えた
不思議な 物体が見えた のです
よし!
これは 描いて おかなければ!
そして 主治医に 見せよう

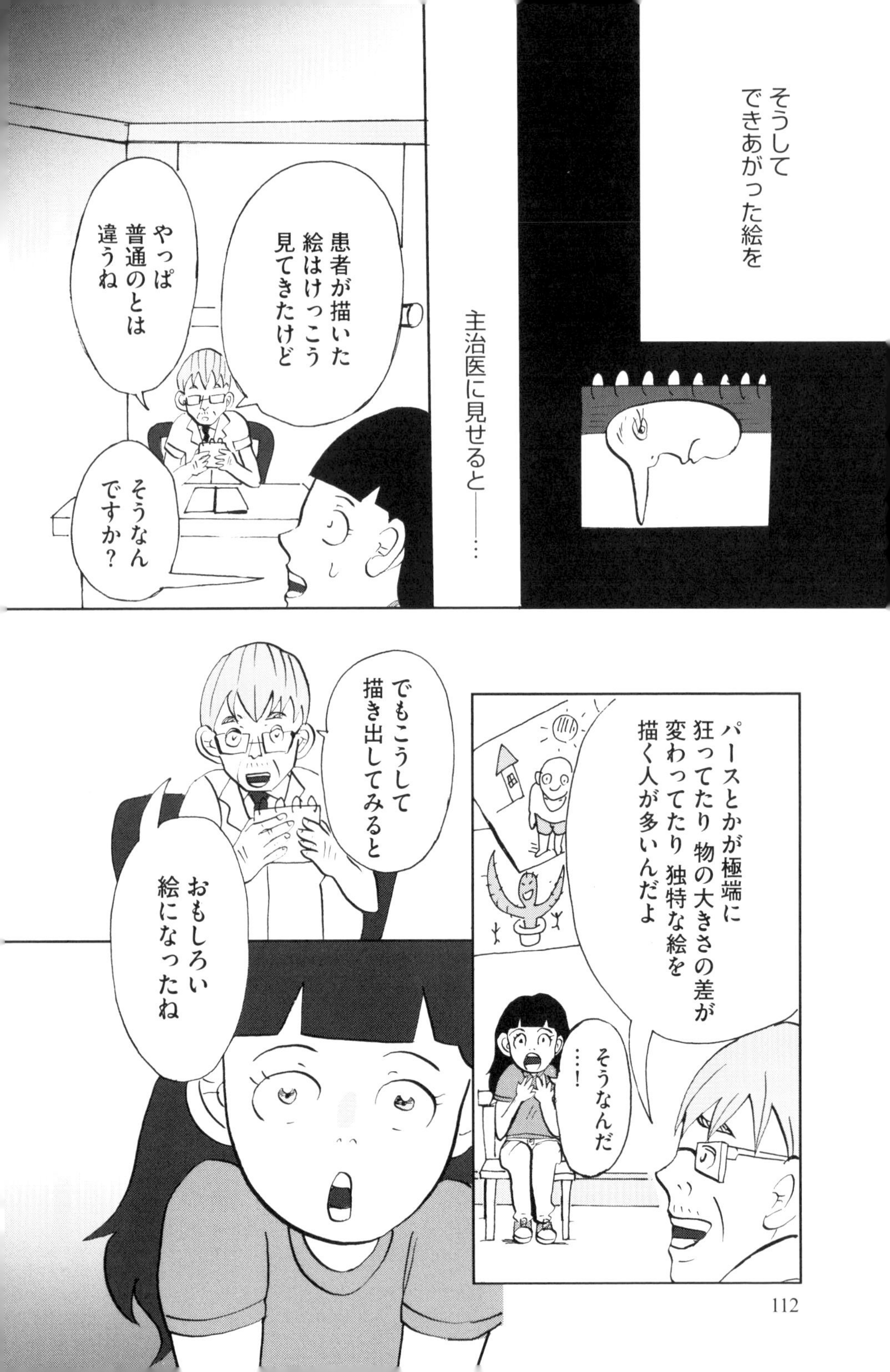
そうして
できあがった絵を
主治医に見せると――……
患者が描いた絵はけっこう見てきたけど
やっぱ普通のとは違うね
そうなんですか？
パースとかが極端に狂ってたり 物の大きさの差が変わってたり 独特な絵を描く人が多いんだよ
そうなんだ……！
でもこうして描き出してみると
おもしろい絵になったね

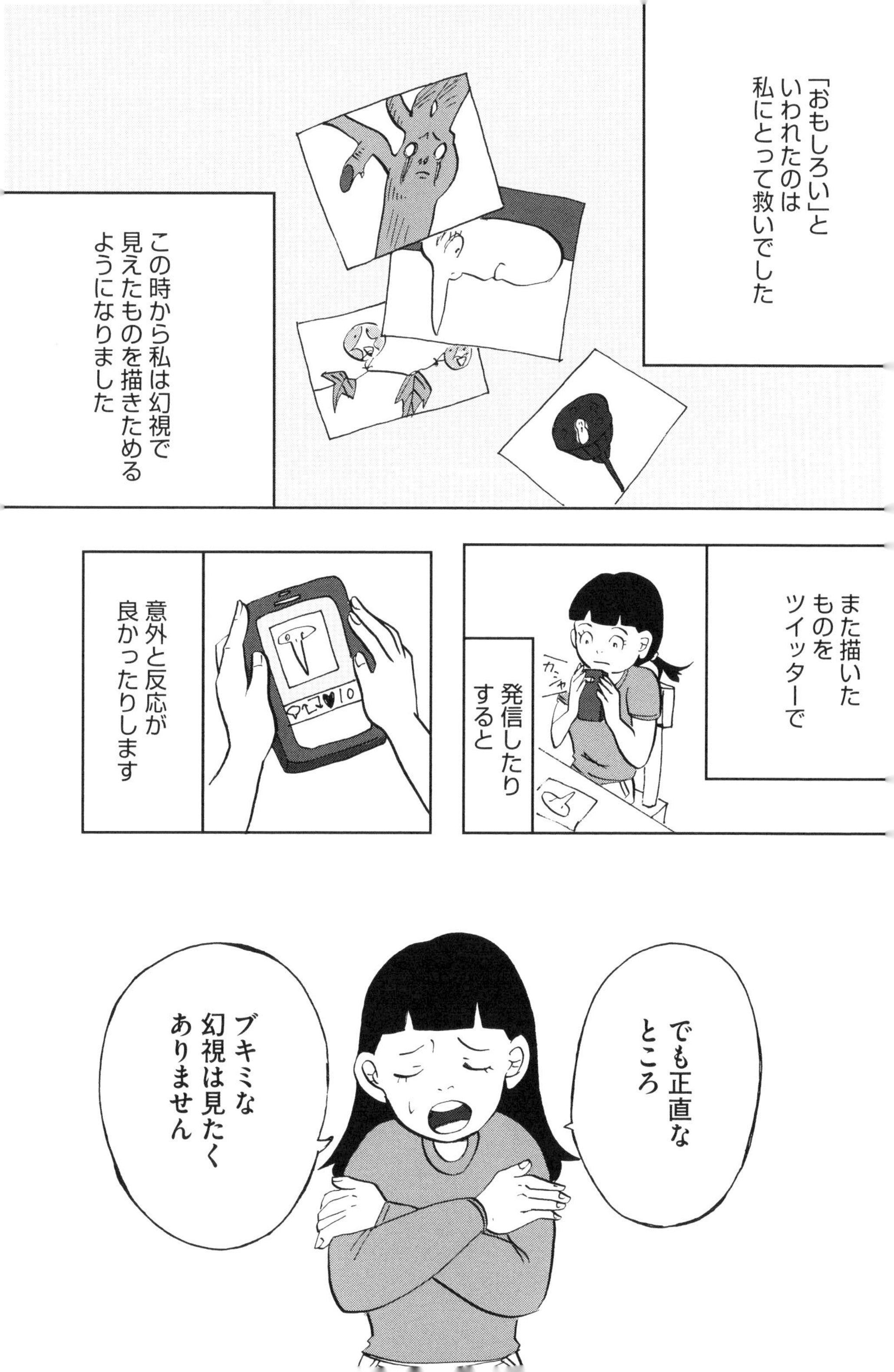
「おもしろい」と
いわれたのは
私にとって救いでした
この時から私は幻視で
見えたものを描きためる
ようになりました
また描いた
ものを
ツイッターで
カシャ
発信したり
すると
意外と反応が
良かったりします
でも正直な
ところ
ブキミな
幻視は見たく
ありません

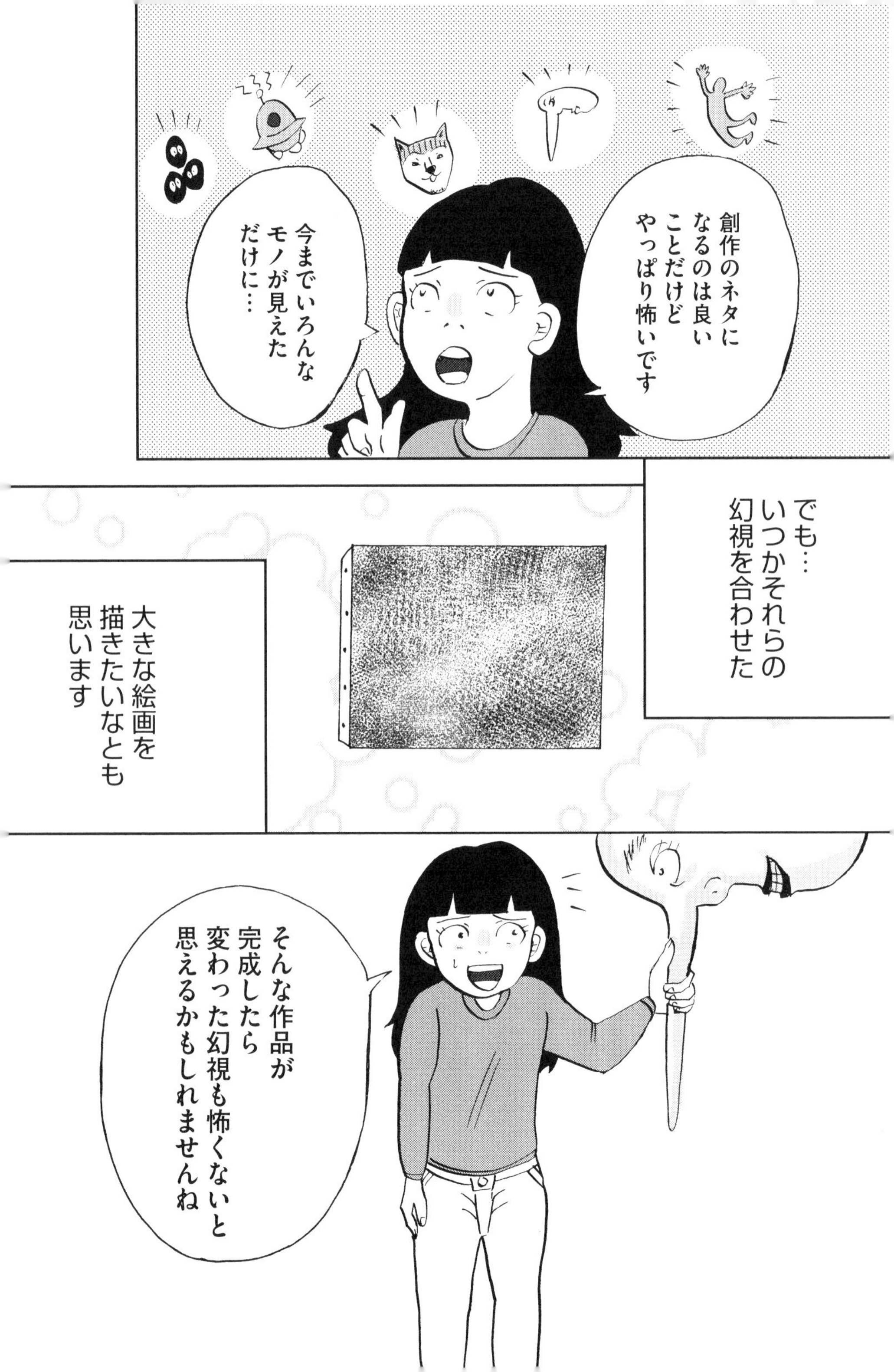
創作のネタになるのは良いことだけどやっぱり怖いです
今までいろんなモノが見えただけに…
でも…いつかそれらの幻視を合わせた
大きな絵画を描きたいなとも思います
そんな作品が完成したら変わった幻視も怖くないと思えるかもしれませんね

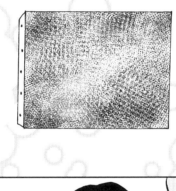

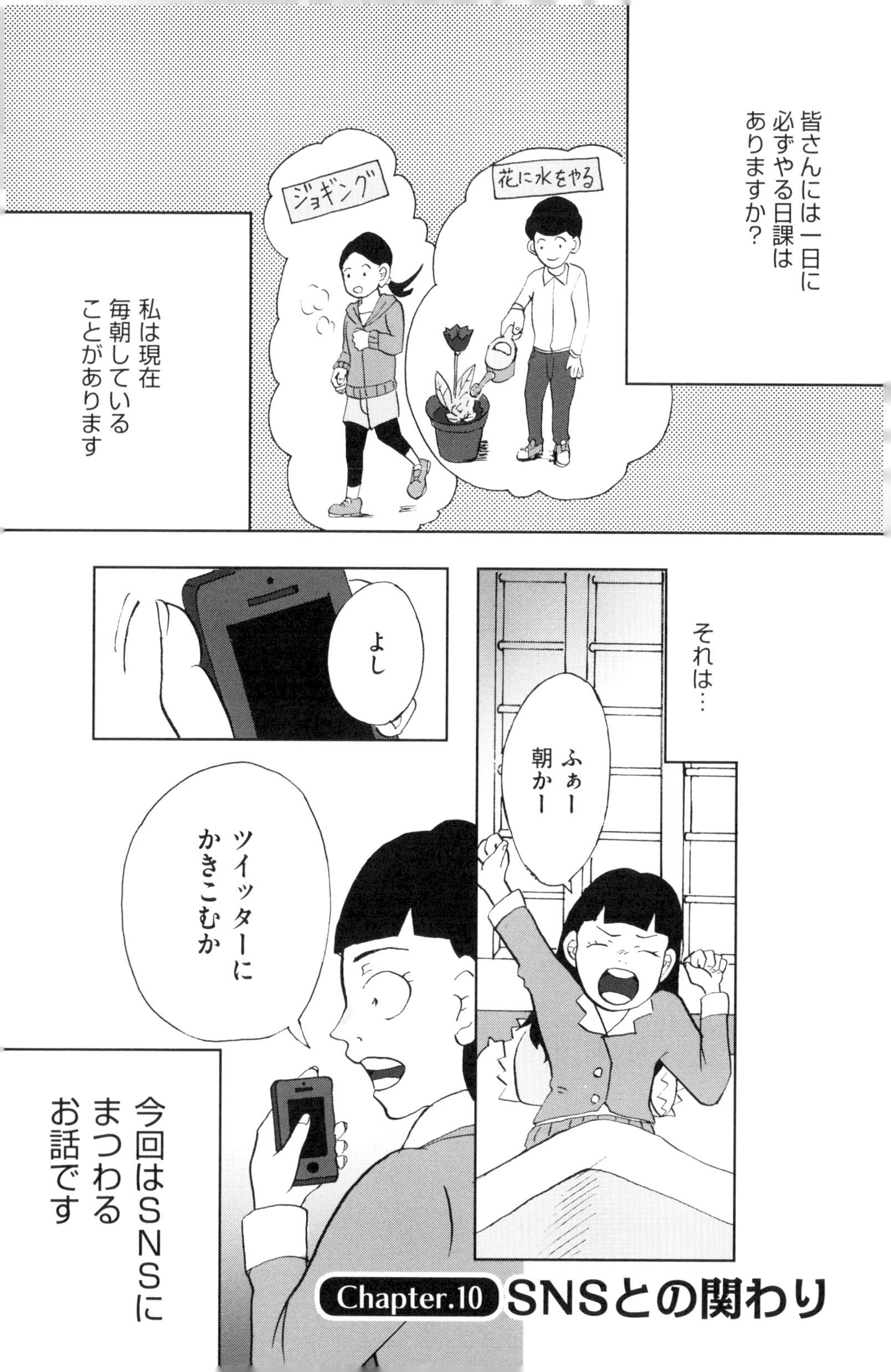

皆さんには一日に必ずやる日課はありますか？
花に水をやる
ジョギング
私は現在毎朝していることがあります
それは…
ふぁー朝かー
よし
ツイッターにかきこむか
今回はSNSにまつわるお話です

Chapter.10 SNSとの関わり

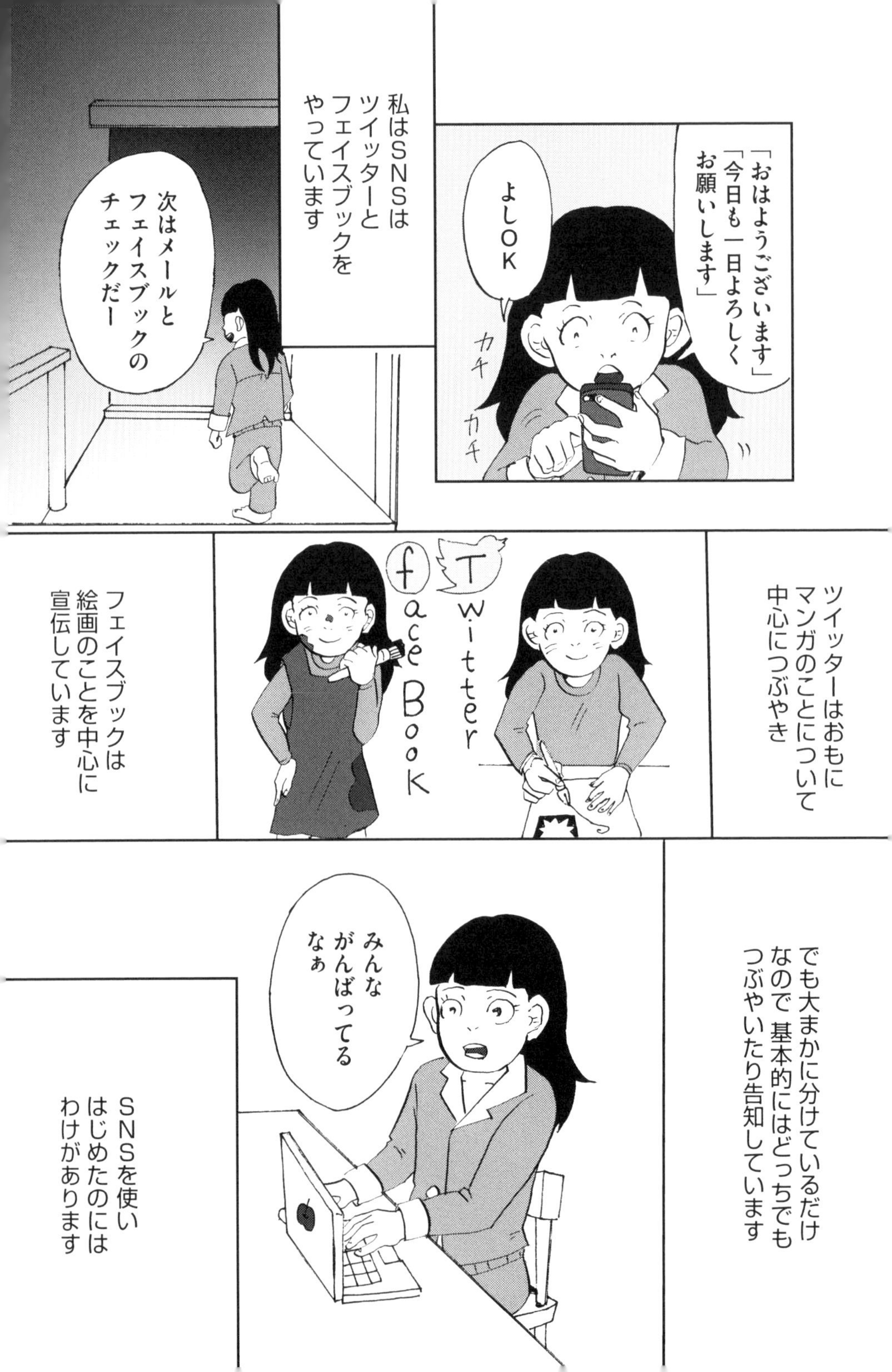
「おはようございます」「今日も一日よろしくお願いします」
よしOK
カチ
カチ
私はSNSはツイッターとフェイスブックをやっています
次はメールとフェイスブックのチェックだー
ツイッターはおもにマンガのことについて中心につぶやき
Twitter
faceBook
フェイスブックは絵画のことを中心に宣伝しています
でも大まかに分けているだけなので 基本的にはどっちでもつぶやいたり告知しています
みんながんばってるなぁ
SNSを使いはじめたのにはわけがあります

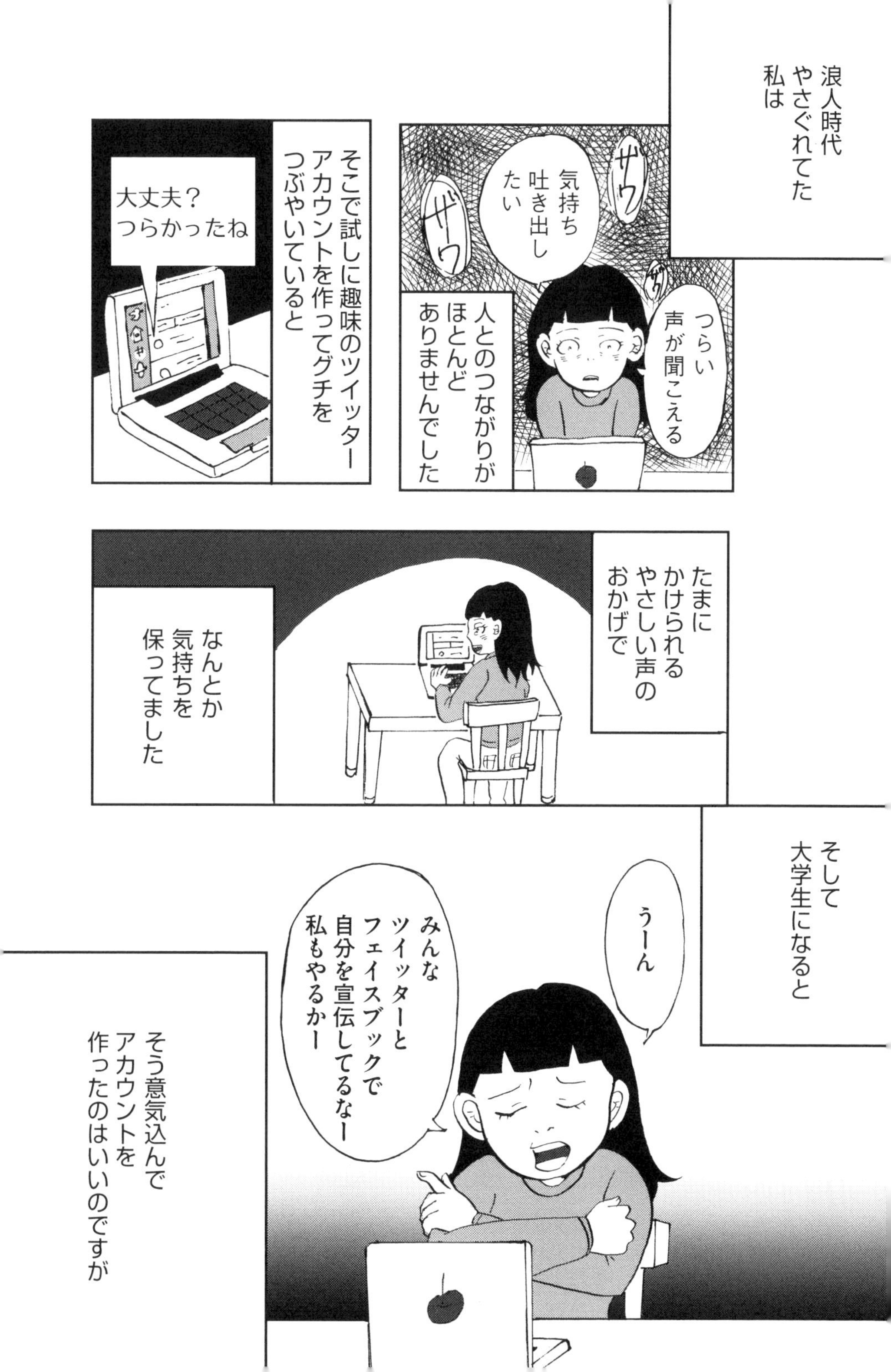

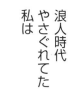

浪人時代
やさぐれてた
私は
ザワ
ザワ
気持ち吐き出したい
つらい声が聞こえる
人とのつながりがほとんどありませんでした
そこで試しに趣味のツイッターアカウントを作ってグチをつぶやいていると
大丈夫？
つらかったね
たまにかけられるやさしい声のおかげで
なんとか気持ちを保ってました
そして大学生になると
うーん
みんなツイッターとフェイスブックで自分を宣伝してるなー私もやるかー
そう意気込んでアカウントを作ったのはいいのですが

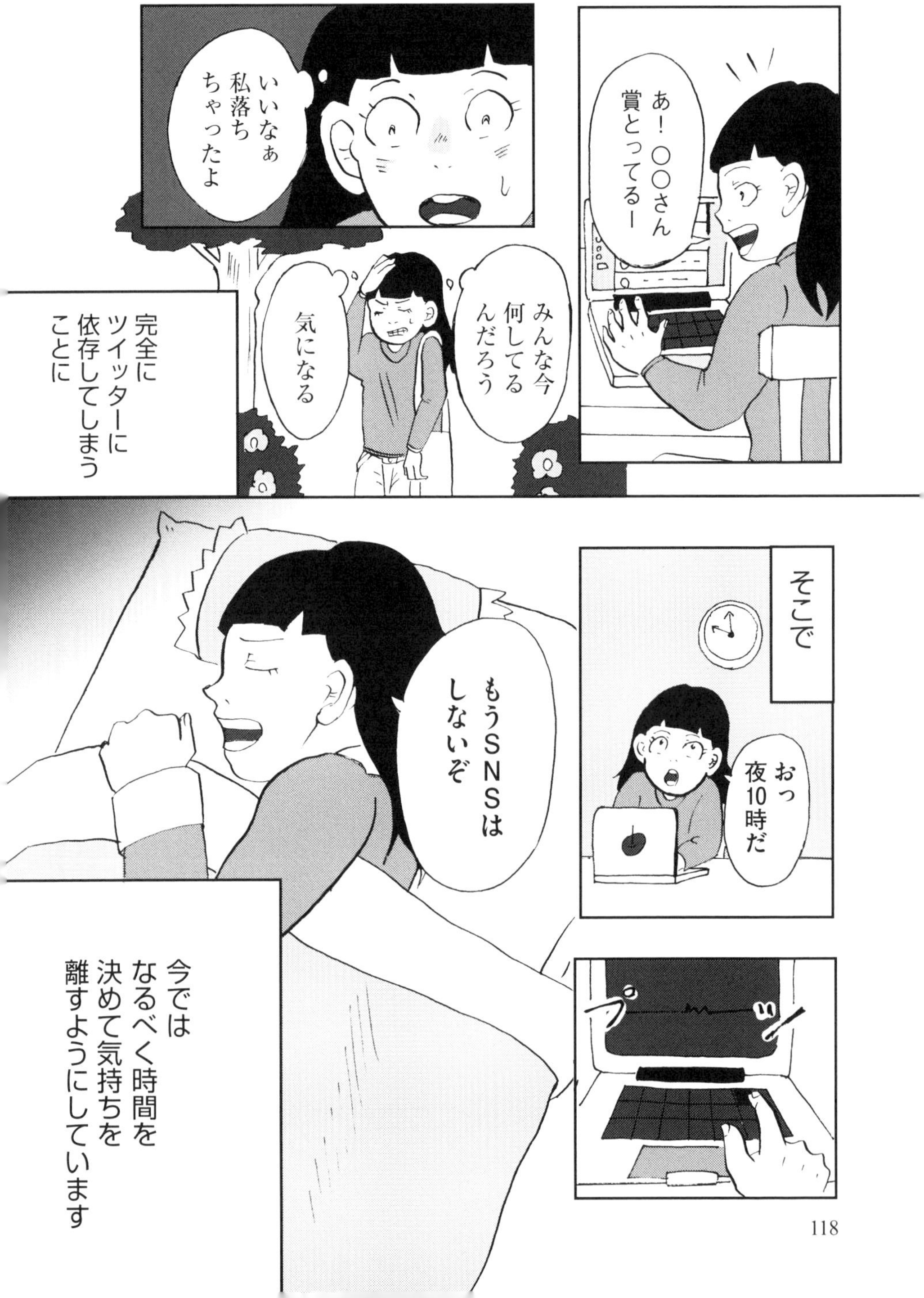
あ！○○さん賞とってるー
いいなぁ私落ちちゃったよ
みんな今何してるんだろう
気になる
完全にツイッターに依存してしまうことに
そこで
おっ夜10時だ
もうSNSはしないぞ
今ではなるべく時間を決めて気持ちを離すようにしています

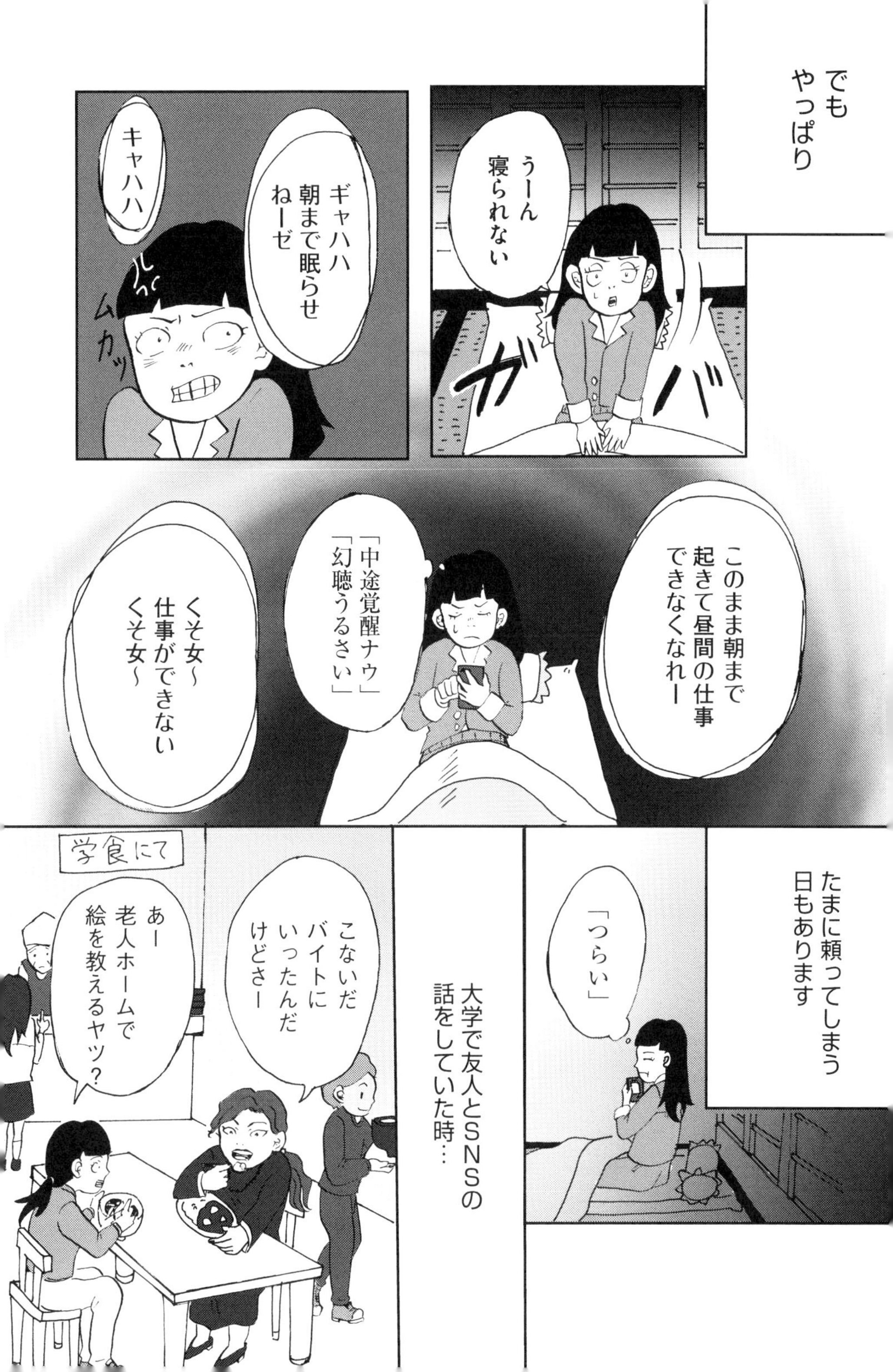
でも
やっぱり
うーん
寝られない
ガバ
ギャハハ
朝まで眠らせ
ねーゼ
キャハハハ
ムカッ
このまま朝まで
起きて昼間の仕事
できなくなれー
「中途覚醒ナウ」
「幻聴うるさい」
くそ女～
仕事ができない
くそ女～
たまに頼ってしまう
日もあります
「つらい」
大学で友人とSNSの
話をしていた時…
学食にて
こないだ
バイトに
いったんだ
けどさー
あー
老人ホームで
絵を教えるヤツ？

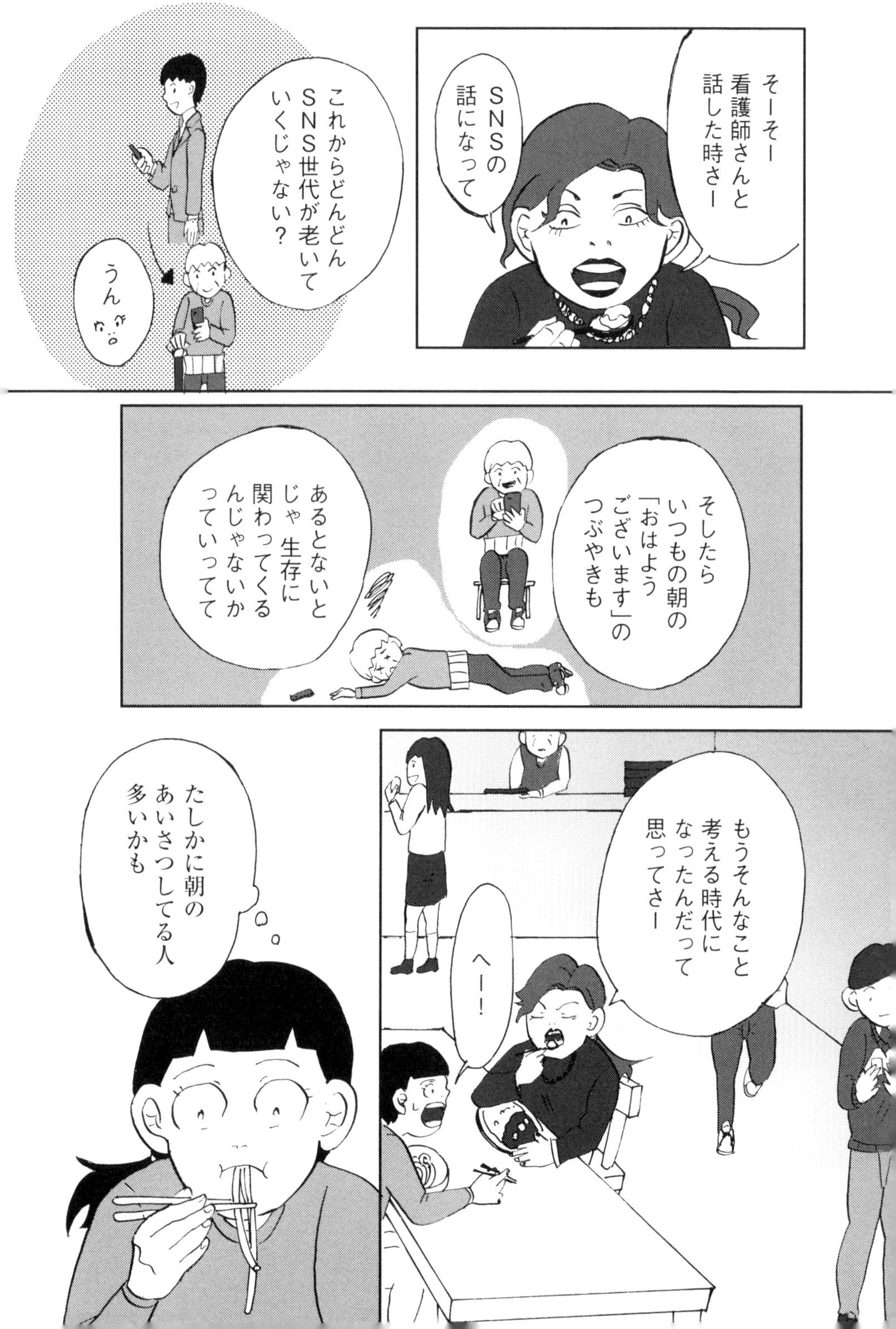
そーそー看護師さんと話した時さー
SNSの話になって
これからどんどんSNS世代が老いていくじゃない?
うん
そしたらいつもの朝の「おはようございます」のつぶやきも
あるとないとじゃ 生存に関わってくるんじゃないかっていってて
もうそんなこと考える時代になったんだって思ってさー
へーー!
たしかに朝のあいさつしてる人多いかも

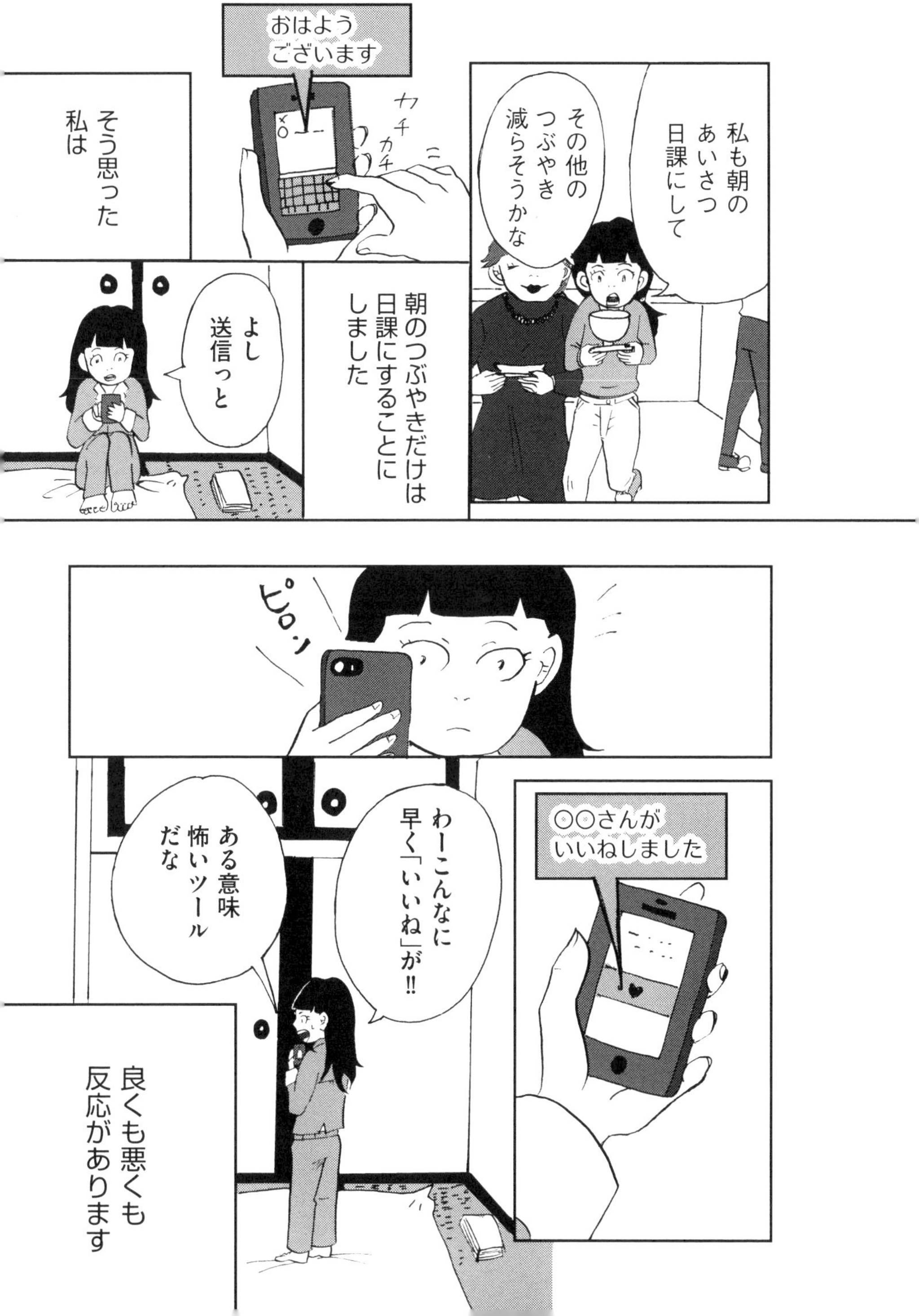
私も朝のあいさつ日課にして
その他のつぶやき減らそうかな
おはようございます
カチ カチ
そう思った私は
朝のつぶやきだけは日課にすることにしました
よし送信っと
ピロン
○○さんがいいねしました
わーこんなに早く「いいね」が!!
ある意味怖いツールだな
良くも悪くも反応があります

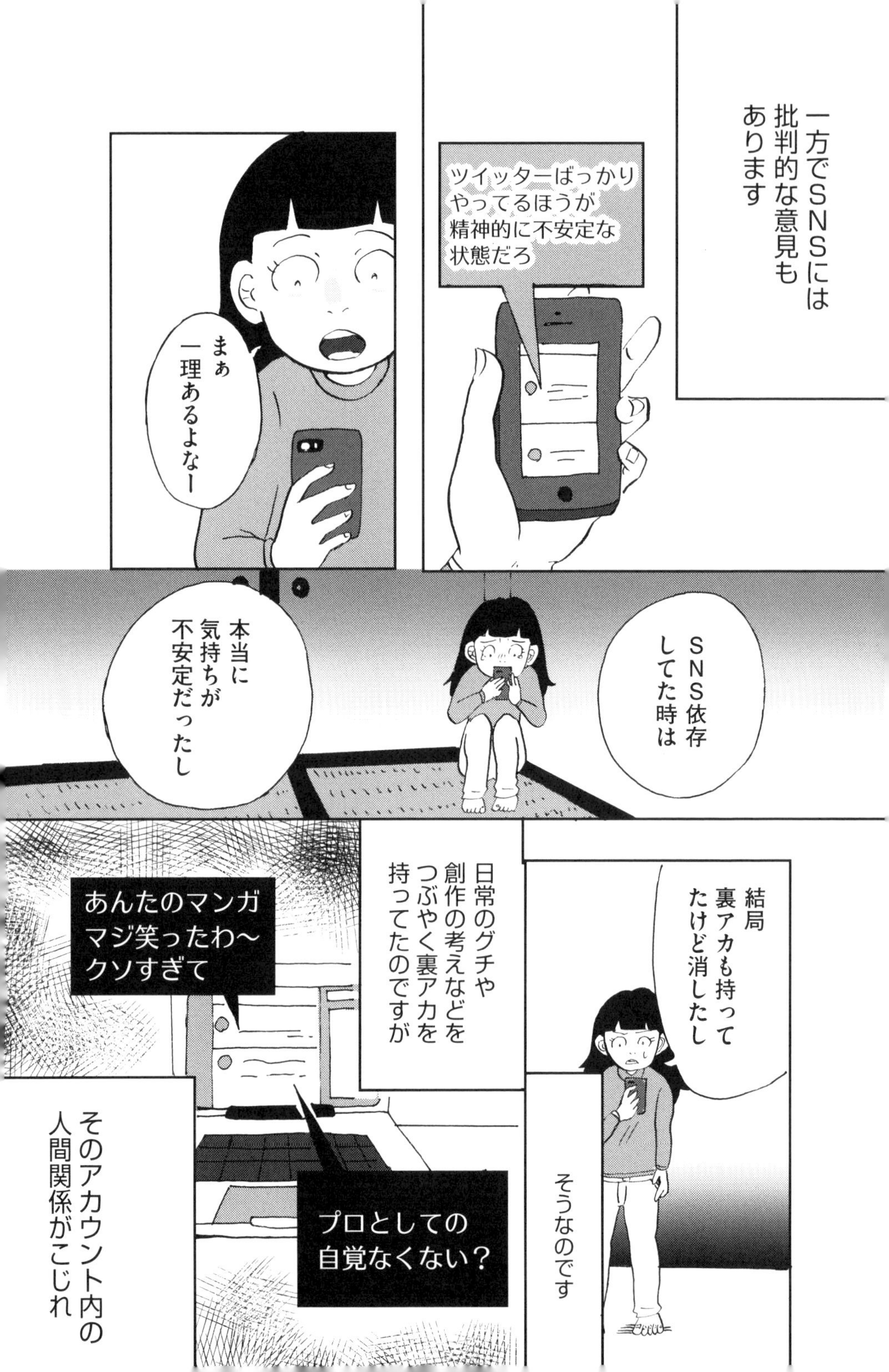
一方でSNSには批判的な意見もあります
ツイッターばっかりやってるほうが精神的に不安定な状態だろ
まぁ一理あるよなー
SNS依存してた時は
本当に気持ちが不安定だったし
結局裏アカも持ってたけど消したし
そうなのです
日常のグチや創作の考えなどをつぶやく裏アカを持ってたのですが
あんたのマンガマジ笑ったわ〜クソすぎて
プロとしての自覚なくない？
そのアカウント内の人間関係がこじれ

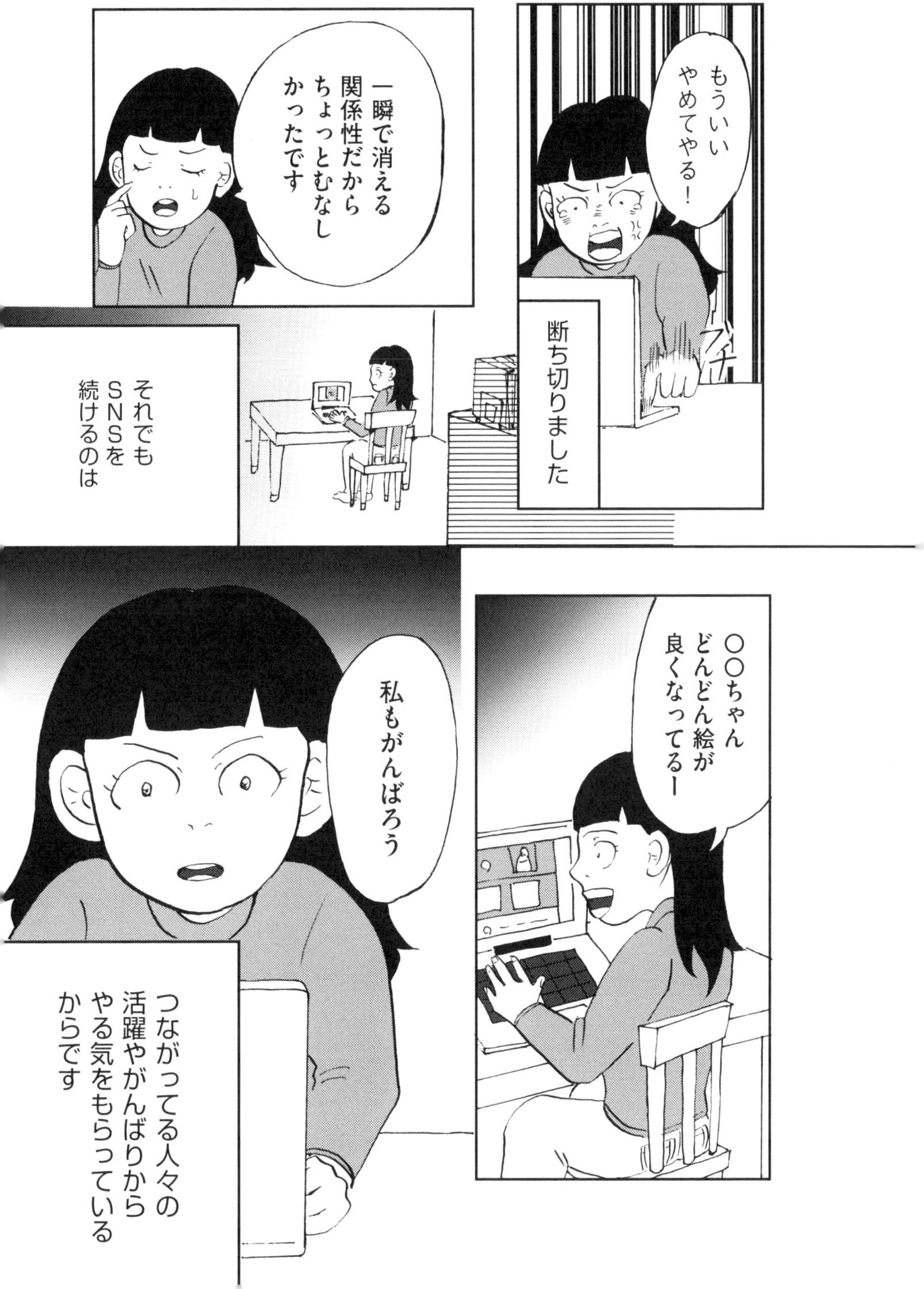

もういい
やめてやる！
ブチ
断ち切りました
一瞬で消える関係性だからちょっとむなしかったです
それでもSNSを続けるのは
○○ちゃんどんどん絵が良くなってるー
私もがんばろう
つながってる人々の活躍やがんばりからやる気をもらっているからです

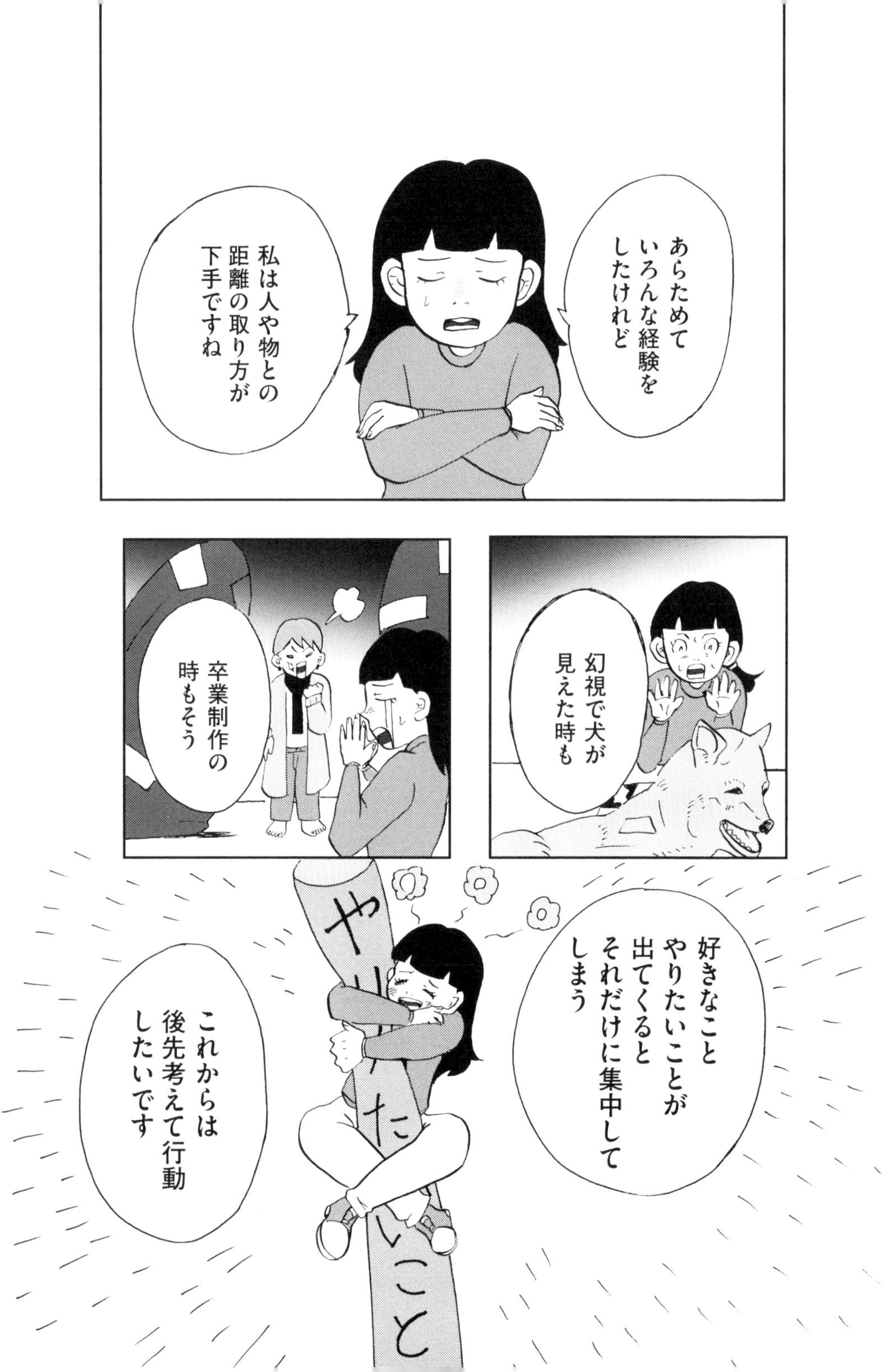

あらためて いろんな経験を したけれど
私は人や物との 距離の取り方が 下手ですね
幻視で犬が 見えた時も
卒業制作の 時もそう
好きなこと やりたいことが 出てくると それだけに集中して しまう
やりたいこと
これからは 後先考えて行動 したいです

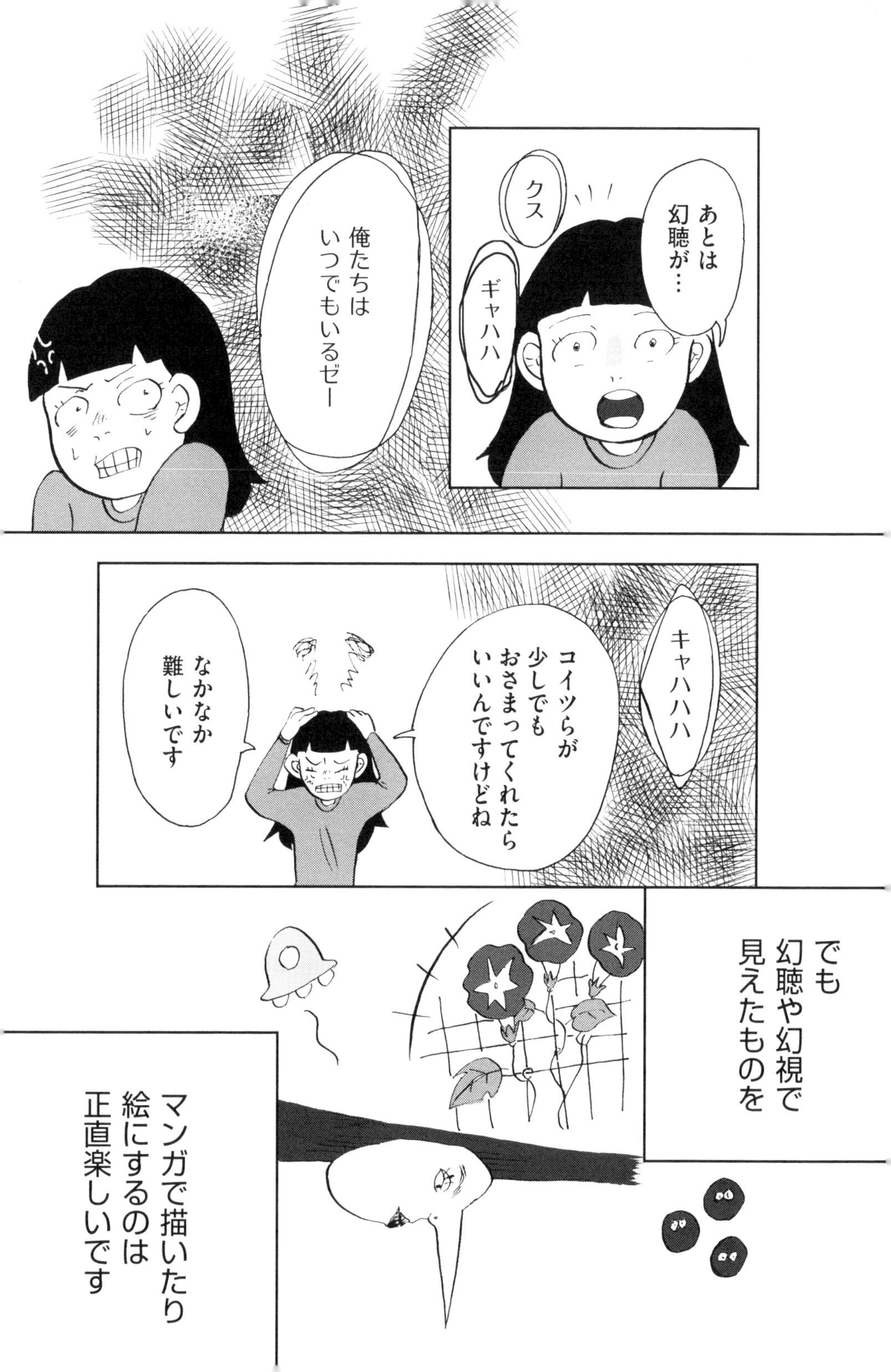
あとは幻聴が…
クス
ギャハハ
俺たちはいつでもいるゼー
キャハハハハ
コイツらが少しでもおさまってくれたらいいんですけどね
なかなか難しいです
でも幻聴や幻視で見えたものを
マンガで描いたり絵にするのは正直楽しいです

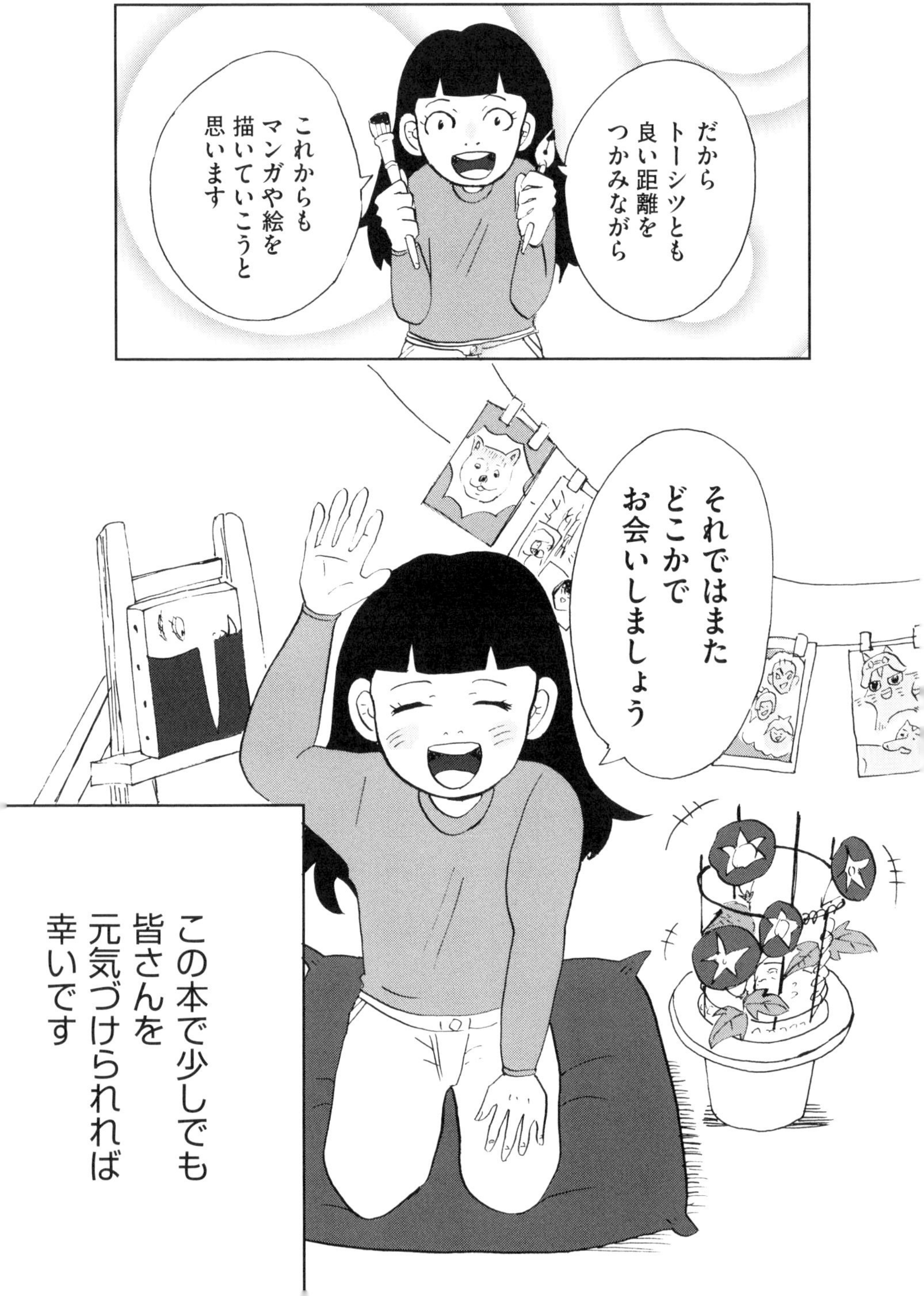
だから
トーシツとも
良い距離を
つかみながら
これからも
マンガや絵を
描いていこうと
思います
それではまた
どこかで
お会いしましょう
この本で少しでも
皆さんを
元気づけられれば
幸いです

あとがき

統合失調症日記 2冊目 いかがだったでしょうか?
大学を卒業したからといってこの病気からは
卒業できず 苦しい思いをすることも多いですが
なんとか色んな人に支えられて今日も私は
生きています。
これからもつらいことがあるだろうけれど
負けずにマイペースで来るであろう困難に
立ち向かいたいです。
それではまた皆さまとどこかでお会いできることを
祈って…

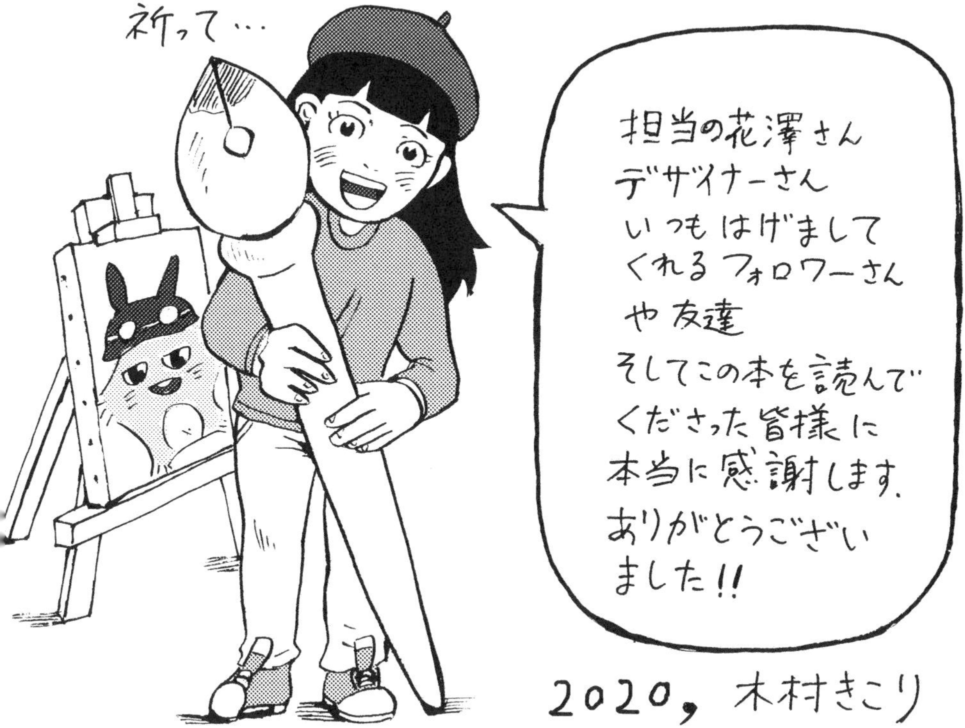
担当の花澤さん
デザイナーさん
いつもはげまして
くれるフォロワーさん
や友達
そしてこの本を読んで
くださった皆様に
本当に感謝します。
ありがとうござい
ました!!

2020, 木村きこり

統合失調症日記 2冊目

大学は出たけれど

2020年7月20日初版第一刷発行

著　者　木《き》村《むら》きこり

発行人　大島雄司

発行所　株式会社ぶんか社
〒102-8405
東京都千代田区一番町29-6
TEL:03-3222-5125（編集部）
TEL:03-3222-5115（出版営業部）
www.bunkasha.co.jp

印刷所　大日本印刷株式会社

装　幀　坂根 舞（井上則人デザイン事務所）

ISBN978-4-8211-4548-5

初出
『マンガよもんが』
https://www.yomonga.com/
（スマホ専用）
※本書は上記の作品に描き下ろしを加えて構成しました。